天下·文化
Believe in Reading

台大眼科名醫 楊中美
教你正確認識及防護眼睛疾病

好眼力

楊中美——著
黃靜宜——採訪撰稿

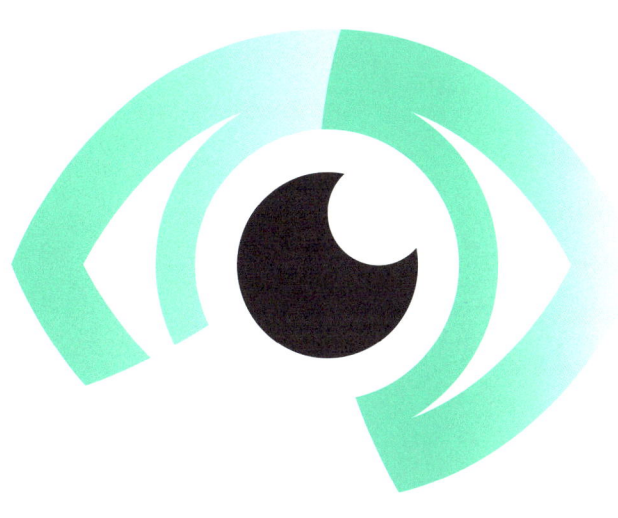

目次

| 推薦序 | 健康置頂，快樂幸福 | 004 |
| 作者序 | 欲擁千里目，且識靈魂窗 | 006 |

第1章	破解護眼保健迷思	011
第2章	護眼保健常見問答	027
第3章	眼睛結構與視網膜構造	053
第4章	視網膜相關眼疾	067
第5章	白內障	147
第6章	角膜構造及相關眼疾	167
第7章	青光眼及其他眼疾	201
第8章	護眼之道	231

> 推薦序

健康置頂，快樂幸福

台大醫院院長／**吳明賢**

人之所以痛苦，在於追求錯誤的東西。幸福感的來源不源自多數人追求的金錢、地位等，而是一生擁有快樂的身體與和睦的家庭。尤其是健康，更是人一生奮鬥的基礎，它不僅是一種身體狀態，還是一種生活方式。正所謂「長壽本無祕訣，養生卻有方法」！而且病魔之前，人人平等，無論是錦衣玉食的達官顯要，還是努力生活的平民百姓，不注重養生，只好養醫生。因此人人都需要有健康識能，掌握疾病變化的規律，才能趨吉避凶，做出最適宜的決策，更安全有效的維護自己個人的健康。

眼睛被稱為「靈魂之窗」，它決定我們感知世界的方式。視力表現會影響工作方式、與困難環境的連結方式、探索世界的方式，以及日常生活的方式。眼睛是相當複雜且十分重要的器官，但是環境和疾病很容易造成這脆弱器官的傷害。韓愈的〈祭十二郎文〉有云：「吾年未四十，而視茫茫，而髮蒼蒼，而齒牙動搖。」可見器官的衰老，由眼睛開始，

而且自古甚至自中年即可發生。隨著人類進入工商業社會及數位時代，長時間使用3C產品、加班熬夜、缺乏適當休息，加上高齡化社會來臨，眼睛乾、視茫茫之人，於今尤烈！現況是無論大醫院或基層診所的眼科，總是人滿為患！

預防勝於治療，但是市面上並沒有針對如何保護靈魂之窗的完整全面性參考書。書是唯一不死的東西，特別是在這個資訊碎片化的時代，閱讀還是尋求困難問題解方最有效的方式。「世上只有不知之症，沒有不治之症。」為了提供正確保護眼睛的知識，提升民眾對身體健康的意識，前台大眼科部主任楊中美教授，不惜花費時間，和他的團隊，用言簡意賅的方式，淺顯易懂的語言，出版這本全方位的護眼巨著。

全書共有8章，從民眾最關心的議題開始，包括破解護眼保健迷思、護眼常見問答，到眼睛結構與視網膜構造、視網膜相關眼疾、白內障、角膜構造及相關眼疾、青光眼及其他眼疾，最後以護眼之道終結。內容不僅具權威性，也具相當的可讀性，是關心自己眼睛健康的普羅大眾必備的家庭保健書籍，也是相關醫護從業人員與病患解釋溝通的最佳參考書。本人鄭重推薦，希望人人都擁有美麗健康的靈魂之窗！

> 作者序

欲擁千里目，且識靈魂窗

我在住院醫師時期就對視網膜疾病的診治有濃厚的興趣。在台大醫院升任主治醫師時，也如願進入視網膜次專科領域研修。進入主治醫師的初期，正好趕上了眼科在各次專領域均開始蓬勃發展的時刻，尤其在視網膜領域。

新的檢查機器，拓展了各疾病致病機轉的觀念；治療藥物及器械的開發，在理論進展的指引下，更形成了良性循環，使得許多以往束手無策的疾病，均有了治療方式，以往可治但效果有限的疾病，治療成功的機率也大為提升。犖犖大者包括老年性及深度近視黃斑部病變的診治、糖尿病視網膜病變的治療、黃斑部裂孔的治療、各類葡萄膜炎的藥物治療等。其他次專領域，如角膜移植的手術革新、白內障手術方式的突破、人工水晶體材料及設計的改良，使得更多的病友受惠。基因治療及人工電子眼等以往從未開發的領域，也逐步進入臨床應用的階段。另外，近年來生活方式及用眼習慣的變化，讓各種眼科疾病均出現普遍化、年輕化的趨勢，

眼科門診的病患也迅速增長。

　　任職眼科專科醫師以來，在臨床上，自認對病患均希能盡力診治。唯有一事略感遺憾，診間時常看到許多疾病明明可預防或早期治療，卻因病患認知不足而導致疾病發生或加重。眼科疾病的資訊雖容易於網路查找，坊間卻少有整合視網膜及眼科保健的完整專書。

　　機緣湊巧，接到天下文化邀請，希望我寫一本眼科的科普書，提供眼科保健專業知識。我心想，若藉此機會提供一本涵蓋近來醫學發展的眼科科普書籍，能夠讓讀者查詢眼科門診或住院時常提出的問題，應該對民眾的眼科保健有所幫助，也可稍解行醫多年隱隱的遺憾。起初是希望內容專注在視網膜領域，較能駕輕就熟，但轉念思考，全方位的科普對民眾幫助較大，且各次專科間其實有千絲萬縷的交集，遂決定勉力而為，書寫涵蓋多領域眼科臨床知識的科普書籍。

　　本書各章節編排如下：第 1 章及第 2 章先繞開了各次專領域特有疾病的描述，以快問快答方式列出常易被誤解的課題，並說明解釋了一些病友們常詢問的題目。這兩章的目的旨在引發讀者閱讀興趣，做為後續各章節的引子。第 3 章介紹眼睛結構，以及視網膜與視網膜周遭的構造。

　　第 4 章起，開始依各次專科領域較常見或重要的疾病闡述臨床相關資訊，重點在各疾病特徵、疾病發生時病友該

注意的特點，以及如何預防。第 4 章為視網膜疾病，篇幅較大。第 5 章敘述白內障相關知識及近來的治療發展，也談到人工水晶體的選擇。第 6 章談角膜疾病，以及與角膜密切相關的屈光問題。第 7 章敘述青光眼相關的實用知識、分類及預防，同時觸及眼內發炎、視神經病變，與常見的眼整形問題。第 8 章以日常如何護眼做為全書總結。各章節內不時插入文字方塊，將重要訊息歸納於內，以便參考。

台大眼科有許多各領域專精的同仁們，對本書的補充與修訂提供許多幫助。這本書雖由我掛名，其實結合了各次專領域的專家共同參與始得完成，在此有必要說明並致上高度謝意，包括：朱筱桑醫師及劉欣瑜醫師（角結膜領域）、夏昀醫師（青光眼領域）、謝易庭醫師（白內障領域）、魏以宣醫師（眼皮眼整形及甲狀腺眼疾領域）、林昭文醫師（視神經領域）、侯均賀醫師（屈光斜弱視領域），更要感謝撰寫全書初稿的資深醫藥記者黃靜宜女士。

如前所述，近年來眼科的發展相當迅速，各種觀念及治療推陳出新，身為專業眼科醫師必須協助民眾在漫天的資訊中篩選正確觀念，以為靈魂之窗保健依據。本書在有限篇幅中，將眼科各次專科領域的重要議題簡要敘述，希望民眾遇上關乎眼科保健的諸多疑問時，多少能在此書中得到答案。尤其希望讀者閱讀本書後，對重要的眼疾能採取適當的預防

措施，從源頭上杜絕疾病的發生。本書雖力求精確，但疏漏錯誤不足之處仍難避免，望讀者見諒。或可在改版時增修。

個人在眼科領域學習教研及服務超過 40 年，得到師長、同儕、學弟妹、病友們等許多人的幫助，點滴在心。在此要謝謝天下文化的籌畫，眾同仁的用心協助，使本書得以問世。更要謝謝妻子劉喻箟醫師在我行醫生涯內無盡的支持。

謹以一詩作結：

> 幼犢不畏習百技，老驥猶思致千里。
> 豈圖剩年增爵祿，唯念靈窗復生機。
> 稠雲密霧偶遮徑，青山白月長伴跡。
> 回首遙看來時路，風雨陰晴都寫意。

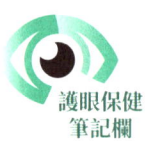
護眼保健
筆記欄

[第1章]
破解護眼保健迷思

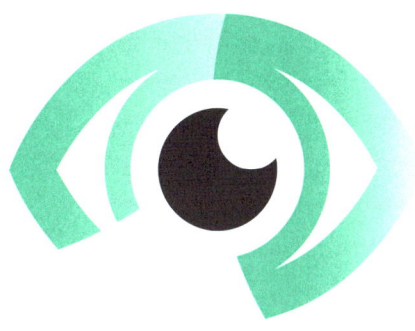

迷思 1	配近視眼鏡，度數最好配輕一點，戴起來比較舒服？	014
迷思 2	小孩剛近視時，能不戴眼鏡就盡量不戴，比較能恢復視力？	015
迷思 3	年紀大的人，近視度數不會加深？	015
迷思 4	年輕時得了近視，以後就不會有老花眼？	016
迷思 5	眼睛水汪汪，或眼睛分泌物多，比較不會得乾眼症？	017
迷思 6	眼藥水或人工淚液能舒緩乾眼症，可當成日常保養品？	017
迷思 7	一覺醒來有很多眼屎，表示眼睛受到細菌感染？	018
迷思 8	飛蚊症是很嚴重的問題，遇到必須馬上就醫？	018

第 1 章　破解護眼保健迷思 —— 013

迷思 9	天天吃葉黃素，能保養眼睛？	020
迷思 10	天天做眼球運動，可訓練眼力？	021
迷思 11	藍光會傷害眼睛，但加上抗藍光裝置就沒關係？	022
迷思 12	閱讀紙書或電子書，字體愈大愈好、螢幕愈亮愈好？	023
迷思 13	長針眼，可以用熱敷治療？	023
迷思 14	視力檢查如果在標準範圍內，代表眼睛沒問題？	024
迷思 15	每天用生理食鹽水「洗」眼睛，對眼睛比較好？	025
迷思 16	眼皮跳，代表有大事要發生？	025

迷思 1 配近視眼鏡，度數最好配輕一點，戴起來比較舒服？

配眼鏡，原則上就是要看得清楚、看得舒服，這是最重要的。

度數配輕一點，例如近視 400 度，只配 350 度的眼鏡，看近距離時可能會較為舒服，因為眼睛無需做太多調節。若年紀已經 40 歲以上，因眼睛調節能力降低，確實可以考慮近視不用配足度數。年輕人因眼睛調節能力較強，就可以配足度數。至於兒童配近視眼鏡，台大眼科蔡紫薰醫師表示，原則是依散瞳後檢查的度數調整，至看得清晰而不至於感覺不適，不應刻意配輕或配重。

但近視度數未配足，等於看遠距離的事物較不清晰，長期下來是否會造成視網膜功能倒退，甚至產生弱視呢？

弱視的形成，是大腦還在發育階段的孩子（通常是 6 到 8 歲以前），因為看遠看近都不清楚，外物無法對焦於視網膜上，導致大腦視覺功能發育不良。

對成年人來說，視網膜及大腦功能已經發育成熟，並沒有弱視的問題。至於兒童，只要不是高度近視，輕度近視或近視眼鏡度數配輕一點，即使看遠會模糊，但近距離可以看清，大腦就能得到足夠的刺激，不會產生弱視問題。

迷思 2　小孩剛近視時,能不戴眼鏡就盡量不戴,比較能恢復視力?

首先要確定小孩是不是假性近視。兒童眼睛的調節力很強,應該先點散瞳劑,讓眼睛肌肉放鬆後再測量視力,才能得出真正的近視度數。

如果確定已經近視了,不戴近視眼鏡也不會讓視力恢復正常,反而會因為不戴眼鏡、看遠不清楚,影響到學習。有研究顯示,這樣的做法較容易使近視度數持續加深。

迷思 3　年紀大的人,近視度數不會加深?

一般而言,18 歲後近視度數就不太會增加了,不過仍有研究發現,30 歲後近視度數還是有可能緩慢增加,例如增加 100 至 200 度,所以也不能完全掉以輕心,以為已經上高中或大學,就過度用眼。臨床上也曾接獲一些病人反映,已經不年輕,為何近視還是增加?測量這些病人的眼軸長度,果然與以前相比還是變長了,所以成年後近視還是有可能加深,只是幅度較小。

罹患白內障、晶核硬化,也會在短期內發生近視增加的

情形,但白內障引起的近視,眼軸長度不會改變,且白內障多半發生於中老年人,很容易區分。

 **年輕時得了近視,以後就不會有老花眼?**

並非如此。老花眼是所有人邁入 40 歲後,都會發生的情況,這是因為眼球的調節能力降低了,以致於難以看清近距離的事物。

假如原本就有近視,度數又不是太深(約 300 度以內),如近視 300 度,剛好是我們不戴近視眼鏡、也能看清楚 30 公分距離內事物的度數,若看近物或字體時,拿掉近視眼鏡可能剛好抵消掉老花眼的度數,因為矯正老花眼需配戴凸透鏡(遠視眼鏡),與近視的度數剛好抵消掉了。所以有輕度近視又有老花時,看近距離物體時可能無需配戴近視眼鏡。

但這不表示沒有老花,因為戴上近視眼鏡,看近距離還是會看不清楚。若近視小於 300 度,隨著年紀增加,老花眼逐漸加深,一段時間後,仍可能需要配戴老花眼鏡。

迷思 5　眼睛水汪汪,或眼睛分泌物多,比較不會得乾眼症?

並非如此。事實上,乾眼症初期患者經常會因為眼睛不舒服、淚腺受刺激,反而容易流眼淚,這是眼睛的一種的代償作用。但臨床上予以測量,整體來說,乾眼症患者的淚水還是不足的。

眼睛分泌物較多也不代表沒有乾眼症,例如病人有乾眼症,也有眼瞼炎時,眼角常會有分泌物堆積。應由眼科醫師進行淚液分泌檢查、皮脂腺檢查等才能確認。

迷思 6　眼藥水或人工淚液能舒緩乾眼症,可當成日常保養品?

經醫師診斷為乾眼症,主要處方即為補充人工淚液,建議依照醫囑使用。其他眼藥水若非由醫師開立,不建議隨便點。眼藥水為了能長期保存,成分中可能添加防腐劑,反而會刺激眼睛過敏或產生其他問題,甚至可能造成角膜破損。

即使是人工淚液也不是點愈多愈好。在正常情況下,眼睛分泌的淚水含有一些自我保護成分(醫學上稱為抗體),人工淚液或眼藥水會沖洗掉這些保護成分,加上有些眼藥水

含有防腐劑,所以人工淚液或眼藥水應「當用才用」,不建議當成日常保養品。

迷思 7 一覺醒來有很多眼屎,表示眼睛受到細菌感染?

　　這種情形通常不是細菌感染引起,而是眼睛的分泌物質堆積。晚上睡覺時缺少眨眼動作,無法排除眼睛的分泌物,因此形成眼屎。此外,眼睛過敏也容易有分泌物堆積。建議可以熱敷眼睛,使眼屎變軟,清理乾淨即可。如果白天時沒有持續產生眼屎,一般並無大礙。

　　也要注意眼瞼皮脂腺管道是否阻塞,或眼瞼是否發炎。若有這些現象,可能與細菌有關,但大部分都不是。如果眼睛受細菌感染,眼屎確實會特別多,且較為濃稠,但並非眼屎多就是細菌感染。

迷思 8 飛蚊症是很嚴重的問題,遇到必須馬上就醫?

　　大多數飛蚊症並非疾病,但是突發、大量的飛蚊出現,可能是視網膜裂孔或剝離的前兆。飛蚊症是否與視網膜病變

有關,病人自己很難判斷,因此建議就醫檢查;突發、大量的飛蚊更需要盡快就醫。

若醫師檢查後評估眼底、視網膜都很健康,代表只是良性的飛蚊症,通常建議與之和平共處。若檢查後發現視網膜有退化現象,例如「格子狀變性」就是一種退化的表現。出現格子狀變性退化的人,日後出現視網膜裂孔甚至剝離的機會較大,建議定期追蹤,必要時先施打雷射,預防日後的視網膜病變。

突發、大量的飛蚊症,很可能是「後玻璃體剝離」。單純的後玻璃體剝離是一種正常的生理現象,眼科醫師檢查後如果判斷屬於此種飛蚊症,無需過度擔心。但有些人發生後玻璃體剝離時,因後玻璃體收縮拉扯的力量過大,將視網膜拉出裂孔,甚至發展成視網膜剝離,就需要盡快處理了。

總之,飛蚊症可輕可重,許多人都有飛蚊症,是普遍現象,但是當飛蚊症突然變多或伴隨閃光出現時,可能是視網膜出問題的徵兆,應盡快就醫。

在本書第 4 章,會詳細介紹與飛蚊症有關的各種眼疾與治療方法。

 天天吃葉黃素,能保養眼睛?

過去有些研究顯示,葉黃素對視網膜黃斑部的健康有幫助,但這些研究的對象是年紀較大、可能出現老年性黃斑部退化的人。研究顯示,適當補充葉黃素可減少該族群罹患濕性老年性黃斑部病變,有效性約 20% 到 25%。至於葉黃素對於防範其他眼部疾病有無好處,並未得到研究支持。＊

由於老年性黃斑部病變好發於中老年人,建議 50 歲以上的民眾至少要檢查一次視網膜,了解黃斑部的健康情況。

其實葉黃素可藉由多攝取深綠色蔬菜、甘藍菜、花椰菜、堅果類等飲食而來,若想額外補充葉黃素保養眼睛也無妨,但年輕人不一定需要額外補充葉黃素。

＊ 關於葉黃素是否能保養眼睛,本書 p.114 有更詳盡的說明。

天天做眼球運動，可訓練眼力？

　　眼球運動對於訓練眼力應該沒有幫助，倒是做眼球運動時，需要中斷手邊正在做的事，等於讓眼球適時休息一下，可緩解眼睛的疲勞。

　　讓眼球上下左右適度動一動，不要太過用力應無壞處。或可於眼睛周圍做輕度按摩，增進血液循環，亦可促進眼瞼皮脂腺的代謝健康，降低發炎可能，但切勿直接壓迫眼睛。

　　如果眼球運動過於劇烈，例如過度拉扯眼睛肌肉，反而會有負面影響，例如眼壓升高，若本身又有青光眼，恐加重病情。按壓眼球太用力則會造成眼球受傷，可能產生視網膜裂孔，深度近視患者可能產生黃斑部出血，影響中心視力。

　　有過敏體質的人經常因眼睛癢用力揉眼睛，某些異位性皮膚病患，眼睛結構比較脆弱，長期下來也可能產生視網膜裂孔，角膜破皮。錐狀角膜患者則會增加疾病惡化的風險。

　　接受中醫針灸時也要非常小心，我曾見、媒體也曾報導，病人於眼睛周圍針灸，針不慎戳進眼球內，造成視網膜裂孔、出血，甚至視網膜剝離。由於眼睛十分脆弱，為保險起見，最好不要在眼睛周圍、尤其是眼窩處針灸。

迷思 11 藍光會傷害眼睛，但加上抗藍光裝置就沒關係？

實驗證明藍光會傷害視網膜，但條件是高強度、連續數日的照射。所以在一般情況下，使用手機即便不使用抗藍光裝置，也不至於傷害眼睛。

重點是，長時間近距離盯著手機或電腦看，有近視加深的風險，而且可能出現「視覺顯示終端機症候群」[*]（Visual Display Terminal Syndrome，簡稱 VDT 症候群）的身心疾病，造成疲勞、乾眼、複視等症狀。與其加裝抗藍光裝置，不如戒除長時間使用手機的習慣。但原本就有黃斑部病變或視網膜病變的患者，藍光傷害的臨界值較低，減少藍光照射仍有其必要。

均衡的營養、適當的睡眠、良好的生活習慣及補充維生素等，比起加裝抗藍光裝置更能有效保護眼睛。

---

[*] 關於視覺顯示終端機（VDT）症候群，本書 p.240 有更詳盡的說明。

迷思 12 閱讀紙書或電子書,字體愈大愈好、螢幕愈亮愈好?

字體並非愈大愈好,因為字太大,閱讀花費的時間會更久,眼睛需要經常移動換行閱讀,才能把整篇文章讀完,更為吃力。所以字體不能過大,適度即可。

光線過亮也不好,因為強光下瞳孔會縮小,睫狀肌需要持續用力,視網膜也會承受較大的負擔,所以亮度應適中。

若電腦螢幕很亮,四周環境很暗,光線對比過強也不好,因為眼睛只要從亮處移動到暗處,瞳孔就得隨時調節大小,會十分費力,容易疲勞。

迷思 13 長針眼,可以用熱敷治療?

針眼是因皮脂腺堵塞,引起內部發炎反應所致。初期可使用熱毛巾或熱敷眼罩,針對針眼部位熱敷,幫助阻塞的腺體暢通,促進血液循環,將發炎物質代謝掉。

但患部若有紅腫熱痛的現象,進展為蜂窩性組織炎,就不該再熱敷。當針眼部位發炎嚴重化膿時,應盡速就醫,由醫師利用消毒過的器械將膿引流,並搭配使用抗生素治療。

視力檢查如果在標準範圍內，代表眼睛沒問題？

視力檢查落在 0.9 到 1.0，通常視力正常，但不代表眼睛沒有其他問題。

例如有遠視的人，靠著眼睛的調節力量，還是可以看得清楚，但較一般人更容易有老花眼。早中期的青光眼患者，甚至部分晚期患者，視力檢查可能落在正常範圍。斜視患者的視力檢查結果，也可能是正常的。

視力表無法檢查出視網膜是否退化，或眼球有沒有其他問題，頂多可得知角膜、水晶體、黃斑部應該沒有嚴重問題。

不同年齡的視力標準也不太一樣。3、4 歲的孩子能夠看到 0.5、0.6 就算正常，因為小孩一方面看久了不專心，二方面視力還沒有發育成熟。但是到了 7 歲以上，應該都可以看到 0.9、1.0，這時視力若無法達到標準，或是立體感有問題，就要注意是否有屈光不正、散光、斜弱視或眼睛結構的問題。

迷思 15 每天用生理食鹽水「洗」眼睛，對眼睛比較好？

如果眼睛沒有特殊情況，並不需要這樣清潔。因為正常情況下，眼睛分泌的淚水中含有抗體，可以保護眼睛。經常使用生理食鹽水沖洗眼睛，反而會把正常的抗體沖走。

迷思 16 眼皮跳，代表有大事要發生？

這個說法並沒有醫學上的根據。眼皮由神經支配眼輪匝肌而開闔，之所以會跳動，通常是眼肌或神經受刺激造成，可能與睡眠不足、熬夜、用眼過度、壓力大，或局部電解質不平衡等相關，但多半找不到確切誘發原因。若眼皮跳動持續太久仍未改善，建議到神經科檢查，了解有無周邊神經的問題，這可能是一個徵兆。

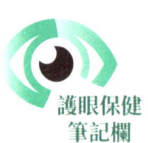

[第2章]

護眼保健
常見問答

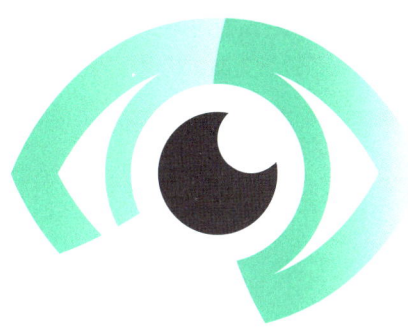

問題 1	照明光源對眼睛的影響？理想的光源位置為何？用黃光好還是白光好？	031
問題 2	長時間盯電腦或手機螢幕，導致眼睛痠澀，甚至張不太開，該怎麼辦？	032
問題 3	配眼鏡應該到眼鏡行還是眼科驗光？	032
問題 4	為什麼每次健檢都要做色盲檢查？色盲也會有變化嗎？	033
問題 5	如何看懂驗光檢查單上的數據？	034
問題 6	什麼是「眼壓」？量眼壓時為什麼要對著眼睛噴氣？	034
問題 7	配戴隱形眼鏡對眼睛健康會有影響嗎？	037
問題 8	近視該不該做雷射手術？要怎麼評估？	037

問題 9	近距離的字看不清楚,遠的卻可以, 這是老花眼嗎?老花眼會不會持續加深?	038
問題 10	「黑眼圈」是怎麼形成的?該如何治療?	039
問題 11	眼白有很多血絲、甚至有血塊, 為什麼會這樣?需要就醫嗎?	040
問題 12	眼白泛黃是什麼原因?需要就醫嗎?	041
問題 13	眼睛癢或痛是什麼原因?需要就醫嗎?	042
問題 14	頭痛時,眼睛跟著痠澀不適, 需要看眼科嗎?	043
問題 15	眼睛會中風嗎?	043
問題 16	眼睛會得癌症嗎?	044

問題 17	眼睛需要防曬嗎？	045
問題 18	眼睛看不清楚， 有沒有可能是腦部出了問題？	046
問題 19	失明是否能靠人工電子眼重見光明？	046
問題 20	哪些身體疾病容易影響眼睛健康？ 三高、肥胖、抽菸會影響眼睛健康嗎？	047
問題 21	什麼是眼底檢查？ 眼底檢查可一窺全身健康？	048
問題 22	檢查眼底一定要散瞳嗎？	049
問題 23	眼底檢查最好從幾歲開始？多久做一次？ 各年齡階段應該做哪些眼部檢查？	050

 ## 照明光源對眼睛的影響？理想的光源位置為何？用黃光好還是白光好？

重點是光線要充足,尤其避免在環境光與閱讀光有強烈對比的情況下用眼,眼睛在這種狀況下很容易疲累。例如當晚上主要燈源都關閉時,應避免躲在床鋪裡面滑手機,由於白光或藍光會影響褪黑激素的分泌,這麼做也會導致睡眠品質不良。

工作或閱讀時,最好是在明亮的情況下,四周光線的對比不能太大。閱讀書籍時,應避免光線直接照射眼睛,要從側面投射,眼睛比較不容易疲勞。

至於黃光與白光的差別,一般而言,白光使空間更明亮,會抑制褪黑激素,讓人有清醒感,但太亮會增加眼睛的負擔;黃光柔和,但光度較不足,看細字較不清晰,也會造成眼睛負擔。兩者的選擇取決於時地,如白天在辦公室工作或閱讀時,採用適度明亮的白光為優,晚上在臥室內宜採用柔和的黃光。

問題 2　長時間盯電腦或手機螢幕,導致眼睛痠澀,甚至張不太開,該怎麼辦?

最好的辦法是避免長時間看電腦,因為專心注視時,眨眼次數會減少,造成眼睛乾澀。建議可利用手機或電腦設定鬧鐘或定時器,每 20 至 30 分鐘響一次,藉此提醒自己定時起身離開電腦,看看遠處。

當眼睛痠澀時,可使用溫毛巾熱敷眼睛,增進眼睛周圍的血液循環,或是補充人工淚液,濕潤雙眼。若所處空間有啟動空調,濕度可能較不足,眼睛更容易感到乾澀不適,應避免冷氣直吹眼睛,也可在桌上放置一個開口較大的水杯,增加一些濕氣。

問題 3　配眼鏡應該到眼鏡行還是眼科驗光?

配眼鏡前,通常建議先讓眼科醫師檢查,若有較複雜的散光問題,例如不規則散光或其他問題,透過眼科醫師處方較好;若眼睛無特別問題,只是單純近視,可前往坊間眼鏡行驗配。

眼鏡行的從業人員大多都接受過驗光訓練,且目前國家

有驗光師制度，若取得合法證照，即為合格的驗光人員。配眼鏡有個重點，並非度數多少就配多少，應該經過試戴程序，戴上鏡片體驗看看是否會頭暈，選擇體感較為舒適的度數配鏡。

問題 4　為什麼每次健檢都要做色盲檢查？色盲也會有變化嗎？

色盲又稱色弱，亦即辨色力異常，是視網膜感光細胞中負責辨識顏色的「錐狀細胞」出了問題。雖然有些人因先天遺傳問題，從小即色盲，做過一次檢查後，理論上不必再做。不過，有些眼部疾病也會影響辨色力，例如視神經、黃斑部出問題時，也會產生色覺異常。

此外，即使是先天性色盲，也可能隨著年紀漸增，病情出現進展變化，加上辨色力的檢查相對簡單，透過視盲檢測圖指出內藏的數字即可，因此於健檢中安排色盲檢查，做為辨色力的篩檢，確實有其必要。

問題 5　如何看懂驗光檢查單上的數據？

電腦驗光單上經常可見許多數據，代表意義如下頁所示。另外，檢查單上有時也會見到類似這樣的一連串數據：

$$0.4\ (0.9\times -2.0D\ -1.0D\ A\times 90)$$

各項數據的意義如下：0.4 為裸視視力；D 為度數之意，-2.0D 即為近視 200 度；A 為散光軸度。因此，括弧後方整串數據的意義為：最佳矯正視力為 0.9，可以 200 度近視，加上 100 度散光，散光軸度為 90 度的鏡片矯正。

問題 6　什麼是「眼壓」？量眼壓時為什麼要對著眼睛噴氣？

眼壓，簡言之，即眼球內的壓力。眼壓如果太低，眼球會像洩氣的皮球般軟掉。至於眼壓高的原因，最重要的是房水（眼球內液體）排泄管道不通暢，造成房水無法順利由眼內排出，導致眼壓升高、傷害視神經。

測量眼壓最常見的是「非接觸式眼壓測量儀」。通常會請受檢者坐在儀器前、注視螢幕，由儀器對著角膜噴射一道氣體，氣體會反彈，藉著測量需要多少力量才能壓平角膜，

驗光單說明

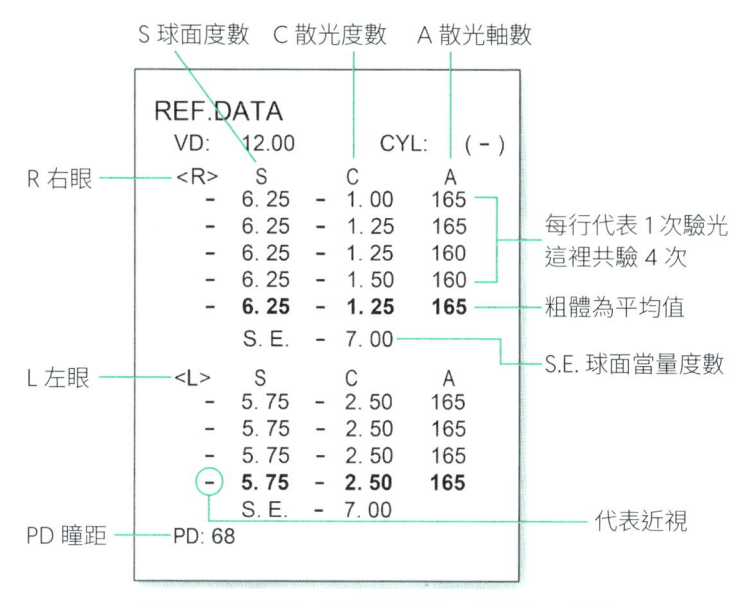

第一張驗光單：

- S 球面度數　C 散光度數　A 散光軸數
- R 右眼
- L 左眼
- PD 瞳距

```
REF.DATA
VD:  12.00        CYL:  (-)
<R>    S          C         A
   -  6.25    -  1.00     165
   -  6.25    -  1.25     165
   -  6.25    -  1.25     160
   -  6.25    -  1.50     160
   -  6.25    -  1.25     165
       S.E.   -  7.00
<L>    S          C         A
   -  5.75    -  2.50     165
   -  5.75    -  2.50     165
   -  5.75    -  2.50     165
   -  5.75    -  2.50     165
       S.E.   -  7.00
PD: 68
```

- 每行代表 1 次驗光，這裡共驗 4 次
- 粗體為平均值
- S.E. 球面當量度數
- (-) 代表近視

右眼近視 625 度　散光 125 度　散光軸 165 度
左眼近視 575 度　散光 250 度　散光軸 165 度

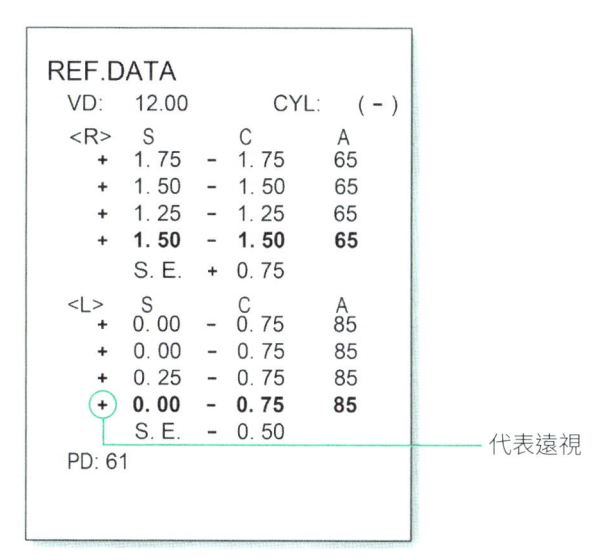

第二張驗光單：

```
REF.DATA
VD:  12.00        CYL:  (-)
<R>    S          C         A
   +  1.75    -  1.75      65
   +  1.50    -  1.50      65
   +  1.25    -  1.25      65
   +  1.50    -  1.50      65
       S.E.   +  0.75
<L>    S          C         A
   +  0.00    -  0.75      85
   +  0.00    -  0.75      85
   +  0.25    -  0.75      85
   +  0.00    -  0.75      85
       S.E.   -  0.50
PD: 61
```

- (+) 代表遠視

右眼遠視 150 度　散光 150 度　散光軸 65 度
左眼遠視 0 度　散光 75 度　散光軸 85 度

※ 資料來源：鄭宇庭眼科醫師

即可得出眼壓的數值。這個方式不必直接接觸眼睛，可減少傳染疾病的風險。然而，有些較敏感的病患或年紀較小的兒童，當儀器噴氣時眼睛無法配合睜大，就可能影響檢測數值的正確性。這時可使用「手持式回彈眼壓計」代替。

非接觸式眼壓測量儀的缺點是，眼壓測量數值容易受到角膜厚薄與生物力學特性的影響。例如，角膜愈薄愈容易壓平，眼壓量起來較低，但實際上眼球內的壓力不一定如此低；反之，角膜較厚較難壓平，測量得到的眼壓數值可能較實際數值高，因此可能高估。臨床上常見的狀況是，接受過近視雷射手術的病患，角膜較薄，測量數值可能遭到低估；有些眼壓過高的病患，其實是因為角膜較厚，被高估了眼壓數值。

現在有一種 Corvis ST 角膜生物力學分析儀，結合了氣壓式眼壓測量與 Scheimpflug 影像系統，在噴氣測量眼壓的同時，也記錄角膜受到空氣衝擊後的變化狀況，可得到角膜生物力學特性的參數，藉由納入角膜動態反應，可得到相對準確的眼壓數值。

問題 7　配戴隱形眼鏡對眼睛健康會有影響嗎？

市售隱形眼鏡品牌眾多，隱形眼鏡屬於醫療器材，選擇有衛福部醫療器材許可證字號的產品較有保障。對眼睛健康的影響，主要重點在於是否遵守產品使用說明，例如配戴前必須徹底洗手，確實做好鏡片的清潔、殺菌、保存及去蛋白等保養程序。若是「日拋」，就不能戴成「週拋」；若是長戴型隱形眼鏡，鏡片上可能有一些沉澱物，也要每日取下，清潔保養。

由於隱形眼鏡長時間覆蓋在角膜上，長期配戴還是可能對角膜產生一些影響，例如角膜缺氧。如果使用方式不正確，可能造成角膜破皮、細菌感染，尤其若感染到阿米巴原蟲，會非常嚴重，甚至需要做角膜移植手術。建議隱形眼鏡族最好定期到眼科檢查。

問題 8　近視該不該做雷射手術？要怎麼評估？

首先，視網膜周圍一定要仔細檢查，若視網膜有問題，應先處理。例如有視網膜裂孔、周邊退化或黃斑部病變等，

應先治療再行評估。

角膜相關的檢查包括角膜的厚度、屈光不正的程度。欲矯正的度數愈深，雷射切割厚度會愈多，若角膜厚度不足，導致矯正後角膜剩餘厚度可能過薄，則不適合以雷射切割方式來矯正近視。

其次是乾眼症的評估。雷射手術後可能產生暫時性的乾眼，如果術前乾眼程度已相當嚴重，必須考量術後更加重的乾眼程度、對角膜的傷害及對視力的影響。

再其次要考慮瞳孔的大小。若瞳孔區域大於手術角膜削切的範圍，當光線進入眼睛時，因已削切的區域與未削切的區域度數不一樣，周邊會感覺到光線的干擾，即所謂的眩光。尤其在黃昏或夜晚，當瞳孔放大時，眩光可能更嚴重，甚至連白天都可能有眩光發生，使生活和工作大受影響。因此，術前的評估務必審慎。

問題 9　近距離的字看不清楚，遠的卻可以，這是老花眼嗎？老花眼會不會持續加深？

發現近距離視物不清時，首先要考量年紀，如果接近 40 歲或 40 歲以上，很可能是老花眼。

老花眼是正常的生理現象，每個人都會發生。治療的方

式通常是配戴凸透鏡眼鏡矯正，至於要配戴多少度數的老花眼鏡，應依照每個人日常生活的需要與用眼習慣而定。例如經常需要看電腦的人，建議配戴適合看 30 公分距離的老花眼鏡；經常打麻將的人，用眼距離與閱讀不太一樣，所以要配不同的度數來調節。也有不少人乾脆選擇「漸進多焦點」的眼鏡，利用上半部看遠，下半部加上老花鏡，用來看近，但配戴這種鏡片需要經過一段時間的適應。

老花眼初期約 50 度，若同時有近視，需配戴老花眼鏡的時間可能會延後一些，也許到 42、43 歲時才需要。隨著年齡愈大，老花眼度數會逐漸加深，通常 60 歲時會到 250 至 300 度，之後就不會再增加了。

問題 10　「黑眼圈」是怎麼形成的？該如何治療？

黑眼圈的原因大致有兩種，一種是色素沉澱造成，與體質有關，且往往不只下眼皮有色素堆積，上眼皮也會有。這種色素型的黑眼圈通常只能順其自然，真的很在意，可尋求皮膚科雷射治療。

另一種是血液循環不良引起的血管型黑眼圈。眼眶周圍的皮膚其實很薄，血管又多，如果血液循環不良，皮下血流

顏色呈現在眼皮上,看起來就是黑眼圈了。血液循環不良的原因通常與生活習慣有關,例如熬夜、睡眠不足。

血液循環不良導致的黑眼圈,也可以採用皮膚科雷射治療,將細小的微血管消除。此外,應確保充足的睡眠、營養均衡等,或是熱敷眼周也能促進血液循環。

也有人把黑眼圈再細分為皺紋型的黑眼圈與眼袋型的黑眼圈,皺紋型與眼皮老化、鬆弛有關;眼袋型則是因為有眼袋看起來比較浮腫,加上光線照射產生陰影,看起來就覺得眼周一圈黑。

改善黑眼圈的方法有很多,例如雷射治療、物理治療、外用藥物、化妝遮蓋等,需針對黑眼圈的類型、原因,給予不同的處理。

問題 11　眼白有很多血絲、甚至有血塊,為什麼會這樣?需要就醫嗎?

這種情形稱為眼睛充血,原因有很多,例如角結膜炎、虹彩炎、角膜破皮等,都會造成充血。如果是眼睛發炎引起,應盡快就醫。

但有時只是因為血管比較脆弱,加上一些外力因素就出血了,例如咳嗽太劇烈或腹部太用力時,因壓力驟升,使眼

內血管破裂。舉例來說，有些產婦生產時，用力過度，眼睛兩邊都會有結膜下出血的情形。若本身有血液疾病，也會比較容易出血，有時還會出現血塊。但除非血塊範圍很大，或是腫脹程度造成異物感，否則一般而言，血塊會隨著時間被身體自行吸收，不用太過緊張。眼睛出現血絲或血塊，第一天可以冰敷，第二、三天後可以熱敷，促進積血吸收。

雖然看到眼睛紅成一片，多數人都會感到害怕，擔心是否出了大問題，但其實如同身體其他部位的小血管有時也會破裂出血、自行消除，眼睛也是類似的狀況。如果沒有合併其他症狀，可自行觀察兩、三天，若血絲或血塊逐漸消失就無需擔心；若自行判斷有困難，還是就醫為宜。

問題 12　眼白泛黃是什麼原因？需要就醫嗎？

眼白就是鞏膜，鞏膜泛黃，通常會懷疑是否為黃疸。當全身血液中的膽紅素過高，不僅眼白會泛黃，皮膚、尿液也可能呈現茶褐色。

黃疸是一種症狀表現，背後潛藏的疾病很多，最怕的就是有肝臟疾病，例如急性肝炎、肝硬化或肝癌，因肝細胞受損使膽紅素無法順利排出體外。

此外，若有膽囊、膽管或胰臟的病灶，如膽結石、膽管癌或胰臟癌，一旦膽管阻塞，使膽紅素排泄受阻，也會引起黃疸。黃疸也可能是感染或某些藥物所引起，或因為血球製造過度增加、先天性遺傳疾病、溶血性疾病等。因此若眼白泛黃，不能掉以輕心，應盡速就醫檢查。

問題 13　眼睛癢或痛是什麼原因？需要就醫嗎？

眼睛癢最常見是過敏引起，不少國人都有過敏性鼻炎的困擾，通常會連帶引起眼睛癢，治療方式也有相通之處，即使用抗組織胺藥物或類固醇藥物達到緩解。

不過，如果眼瞼及睫毛毛囊處有蟎蟲寄生，也會引起眼睛癢，患部通常會有一些白色或黃色點狀物，看似睫毛上的頭皮屑。醫師透過顯微鏡檢查，可見到蟲體。如果眼睛總是很癢、分泌物多，甚至紅腫，要注意是否為蟎蟲引起，應由醫師仔細檢視診斷，以特製的茶樹精油配合抗生素治療。

至於眼睛痛，要懷疑是否有發炎現象，例如結膜炎、角膜炎、角膜破皮、虹彩炎等都有可能，這些情況比較嚴重，應就醫處置。若眼球轉動時疼痛，則可能是視神經病變及眼窩病變的徵兆。

問題 14　頭痛時,眼睛跟著痠澀不適,需要看眼科嗎?

頭痛的原因非常多,可能是腦神經問題、面部肌肉或鼻部疾病等。若合併眼睛痠澀等不適症狀,確實應該到眼科檢查,了解頭痛是否為眼睛疾病引起,例如眼壓過高、葡萄膜炎等,都是可能引起頭痛症狀的病變,眼科檢查有助於釐清病因。

問題 15　眼睛會中風嗎?

會。眼中風一般是指視網膜血管堵塞,與腦血管阻塞類似,主要是血管內有血栓形成,阻塞了某條血管,造成視力受損。眼中風分為動脈和靜脈阻塞兩類,依照血管塞住的位置不同,引起的後果也不太一樣,若塞住視網膜最大的動脈——中心動脈,未及時治療可能會失明。

如果是眼部血管瘤破裂出血,眼睛出現一大片血塊,通常不稱為眼中風。眼部血管瘤破裂出血,血液可能流至玻璃體內或視網膜之下。血塊若在玻璃體內,通常會自行吸收;若在視網膜之下,會影響感光細胞。因為感光細胞位於視網

膜與脈絡膜之間,被血塊遮擋時,視網膜感光細胞接觸不到來自脈絡膜的營養,就會影響視力,嚴重時可能需要開刀將血塊清除。若非此種情形,通常讓血塊自行吸收即可。

此外,視神經也會中風,如續發於顳動脈炎／巨細胞動脈炎(Temporal Arteritis/Giant Cell Arteritis)的「動脈性前部缺血性視神經病變」(AION)或其他的「非動脈性前部缺血性視神經病變」(NAION),會有單眼無痛急性視力模糊的症狀,好發於50歲以上中老年人或糖尿病控制不良的患者。

其他危險因子包括睡眠呼吸中止症、夜間低血壓或服用特定藥物。病發時,有時一覺醒來突然發現一隻眼睛看不見,需盡快就醫,於兩週內施打類固醇有機會挽回視力,拖太久可能永久失明,不可不慎。

問題 16　眼睛會得癌症嗎?

會。眼睛腫瘤可分為良性、惡性。良性如血管瘤、色素造成的良性瘤、眼睛細胞不正常增生造成的腫瘤,都為良性;惡性例如黑色素瘤、好發於兒童的視網膜母細胞瘤(Retinoblastoma)等。

眼睛癌症可能是原發性腫瘤,也可能是轉移癌,亦即來

自身體其他部位的癌症轉移至眼部,以肺部與乳房腫瘤轉移較為常見。有時甚至身體其他部位還未發現癌症,眼睛就先出現異狀,這是因為眼睛與其他器官有許多血管相通,尤其是脈絡膜,血管豐富,腫瘤細胞可能隨著血液循環到此處停留生長。

臨床上曾有不少病人因視力不良前來就診,檢查後發現視網膜黃斑部有腫瘤,懷疑是肺部腫瘤轉移,於是安排胸部電腦斷層檢查,果真如推斷。但當時病人並無任何肺部疾病相關的症狀。也曾有乳癌病人治療已告一段落,發現眼睛腫瘤,追查後才知竟是乳癌復發。

問題 17 眼睛需要防曬嗎?

確實。陽光中有紫外線,紫外線是引起白內障的危險因子。暴露在陽光下太久,對角膜、水晶體及視網膜都有一定的影響,所以眼睛也需要防曬。配戴太陽眼鏡可減少眼睛暴露在紫外線之下,延緩白內障的發生。

問題 18　眼睛看不清楚,有沒有可能是腦部出了問題?

有可能。當察覺視力下降、視力異常時,除了眼睛本身疾病外,也可能是腦部問題所致。例如大腦長了腦瘤或腦下垂體腫瘤,壓迫到視神經,就會影響視野。有些病人是因視力變差、走路常發生碰撞,才發現罹患腦下垂體腫瘤。

腦壓高會造成視神經盤水腫,也會影響視力。曾經有病人因眼皮下垂、斜視至眼科就診,後來才知道是腦內動靜脈畸形所引起。因此,當眼科檢查找不出特別問題、但病人視力有異時,須考慮腦部疾病的可能,轉至神經科做進一步的檢查。

問題 19　失明是否能靠人工電子眼重見光明?

造成失明的原因很多,目前視網膜人工晶片(俗稱人工電子眼)僅能針對視網膜退化病變患者提供輔助,並非所有失明的人都適用。

視網膜人工晶片是結合科技與醫療的新興發展,透過將感光晶片植入視網膜下腔或靠置於視網膜前,取代退化受損

的感光細胞。人工晶片感應到外界的光刺激後產生訊號,再將訊號由未受損的神經纖維順利傳到腦部。

目前,感光細胞退化、其他視網膜組織尚稱完整的患者,已有相關產品可使用。更先進且具更高解像力的晶片也已進入人體試驗階段,希望能在近期的未來,為盲人帶來一線曙光。

問題 20 哪些身體疾病容易影響眼睛健康? 三高、肥胖、抽菸會影響眼睛健康嗎?

各種大大小小的疾病皆有可能影響眼睛健康,例如三高(高血脂、高血壓、高血糖)可能造成視網膜血管堵塞,血糖控制不良會造成視網膜病變,包括水腫、新生血管出血、玻璃體牽拉,甚至是新生血管性青光眼;若有全身性免疫系統疾病,可能引起葡萄膜炎;有乾燥症易引發乾眼症。換言之,全身性疾病對眼睛或多或少都有影響,只是影響程度大小。

至於肥胖,當然也會影響眼睛健康。而且肥胖者容易有三高,肥胖本身也可能造成視神經問題。有一種「特發性顱內高壓」問題,好發於肥胖女性,與荷爾蒙失衡也有關。此病因顱內壓力異常升高,造成視神經水腫,引發視覺障礙及頭痛。過去尚無磁振造影技術檢查前,醫師會懷疑

是否為顱內腫瘤引起,但其實不是,因此又稱為假性腦瘤(Pseudotumor Cerebri, PTC)。

抽菸對眼睛也有害。抽菸與心血管疾病、老年性黃斑部病變、糖尿病、免疫系統疾病、葡萄膜炎等均有關。換言之,戒菸有助於保護眼睛。

問題 21 什麼是「眼底檢查」?眼底檢查可一窺全身健康?

眼底檢查可以仔細觀察眼球深處的重要構造,判斷是否發生病變。相關的檢查包括眼底攝影、視網膜斷層掃描等。＊

眼睛宛如身體的「窗口」,許多全身性疾病可由眼底變化反應出來。最為人熟悉的是心血管疾病、高血壓、糖尿病等,均可藉眼底檢查推斷出疾病狀態。其他如失智症、腎臟病、全身性免疫、感染等疾病,也可由眼底管窺。

腫瘤的復發、轉移,往往以眼底變化為初期表徵。最近人工智慧、大數據的研究進展,更增加了眼底「以小見大」的範圍,譬如從眼底網膜血管分布及各層組織的厚度,可推估腦細胞退化的程度。

＊ 關於眼底檢查,本書 p.082 有更詳盡的說明。

問題 22 檢查眼底一定要散瞳嗎？

建議散瞳後再檢查較佳。為了完整檢查眼底，包括周邊視網膜、玻璃體、黃斑部、視神經等部位，醫師在做病人眼部檢查時，尤其是初次檢查，多半會先請病人點散瞳劑，待瞳孔放大後再進行。因為瞳孔放大後才能看到更多的視網膜範圍（包括周邊視網膜），未散瞳雖然也看得到部分視網膜，但不如散瞳後看得清楚完整。

需要提醒的是，前房（角膜與虹膜間的空間）狹小者散瞳後會有急性眼壓升高的可能。中老年遠視者，在散瞳前要先評估前房深淺，有些人甚至必須先施行雷射虹膜穿孔術，預防後再散瞳較安全。

不過現在有「超廣角免散瞳眼底攝影機」，藉由一次或多角度照相，將視網膜影像合成，包括周邊部位，整個視網膜結構影像皆可呈現，提高了偵測及顯示病變的機會。

問題 23　眼底檢查最好從幾歲開始？多久做一次？各年齡階段應該做哪些眼部檢查？

眼底檢查通常必須在散瞳後，使用儀器以較強光線照入眼底，同時要求病人配合轉動眼球，才能無所遺漏的觀察到完整的視網膜結構。

由於清醒的幼兒無法配合，若非麻醉，無法充分檢查眼底，也由於幼兒出現視網膜裂孔的比例甚低，因此大規模檢查太耗成本。

建議初中生即應接受眼底檢查，再根據周邊視網膜有無退化或退化嚴重的程度，擬定追蹤計畫。裂孔性視網膜剝離近來有年齡下降的趨勢，有些病人發病年齡可能才12、13歲，所以及早檢查預防有其必要。只要是合格的眼科醫師，均有檢查視網膜是否正常的能力，因此初步檢查不一定要到大型教學醫院。

右表略述各年齡階段較重要的眼科檢查項目：

年齡	檢查內容
出生 1 個月	眼科基本檢查，檢查有無斜視、白內障或眼球外觀明顯病變。
3～6 歲	每年視力檢查，檢查有無近視、散光、斜弱視。
6～18 歲	每半年視力檢查，檢查有無近視、散光、斜視，確認度數變化狀況。12 歲後，檢查周邊網膜裂孔或退化一次。
18～40 歲	每 2～3 年至眼科追蹤，檢查度數變化。至少要做 1 次青光眼、白內障、周邊網膜裂孔或退化檢查。若為高度近視，上述檢查頻率需增加。
40～55 歲	每 2 年至眼科追蹤，檢查度數變化。至少要做 1～2 次青光眼、白內障、周邊網膜裂孔或退化檢查。若為高度近視，上述檢查頻率需增加。若有糖尿病，則需每年散瞳檢查有無糖尿病視網膜病變。
55 歲以上	定期檢查白內障情況、老年性黃斑部病變或其他黃斑部病變、青光眼、周邊網膜裂孔或退化。突然且急性出現飛蚊增加時，需做視網膜檢查。若為高度近視，則需定期散瞳檢查黃斑部及周邊網膜。若有糖尿病，則需定期散瞳檢查有無糖尿病視網膜病變。

護眼保健
筆記欄

[第3章]

眼睛結構與視網膜構造

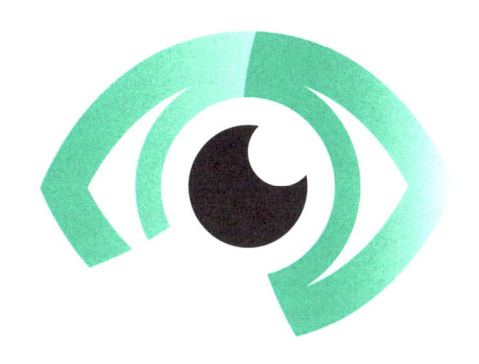

眼睛構造，名不副實？

對於我們每天一起床就睜開的雙眼，各位讀者了解多少呢？有些事情可能跟你想的不一樣。比如說，眼睛構造中，竟然有許多「名不副實」之處！對於這個有趣的現象，我姑且以一首打油詩來詮釋：

> 眼角膜有邊無角，水晶體價勝水晶。
> 玻璃體未藏玻璃，視網膜盡網美景。
> 眼結膜平滑無結，虹彩膜色如鏽鐵。
> 青光眼柳色未披，脈絡膜走向成謎。

眼睛結構圖

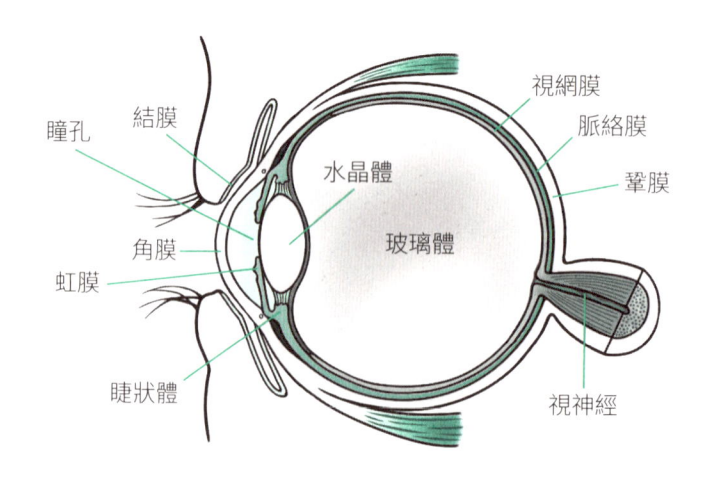

瞳孔、結膜、水晶體、視網膜、脈絡膜、鞏膜、角膜、玻璃體、虹膜、睫狀體、視神經

眼角膜也稱角膜，在眼球最外層，名稱上雖有「角」，實際上卻是很平滑且透明的一層組織，頂多算是有「邊」（與鞏膜相連處有邊界），所以說「眼角膜有邊無角」。至於負責調節、讓眼睛可看遠看近的水晶體，也不是真的水晶，卻比水晶還珍貴，當然「價勝水晶」。

　　眼球內有一處空腔，充滿了膠狀物質，稱為玻璃體，但實際上也不是玻璃做成的，所以說「玻璃體未藏玻璃」。視網膜也不是真的有網，但裡面血管縱橫交錯，構成眼睛最重要的視覺區域，讓我們得以「盡網美景」。

　　包覆在眼白（鞏膜）外的結膜，是很平滑的組織，根本沒有「結」。圍繞在瞳孔周圍的一圈構造，稱為虹彩或虹膜，很自然讓人想到是彩虹之意，可是東方人的虹彩大多是棕色的，其實「色如鏽鐵」，西方人的虹彩才有比較多的顏色。

　　青光眼的名稱由來頗令人費解，在本書第 7 章有詳細說明。不過青光眼患者看出去的景象並非呈現青色，所以說「青光眼柳色未披」。脈絡膜位於視網膜後方，與視網膜緊密相黏，名稱看似有脈絡，但其實脈絡膜上分布著大大小小的血管，十分複雜，宛如迷宮，根本「走向成謎」，難有脈絡可循。

　　眼睛構造竟然有這麼多名不副實之處，是否很讓人意外？話雖如此，也有名副其實的部分，比如說葡萄膜。

所謂的葡萄膜，是睫狀體、虹膜、脈絡膜三部分的合稱。當鞏膜變得很薄時，葡萄膜會因為眼睛壓力的關係鼓起一塊，此時透過很薄的鞏膜看到的顏色，就像葡萄的顏色，因而得名。另外，視網膜最重要的區域稱為黃斑部，正是因為這個部位富含黃色素，看起來顏色偏黃而稱之。

不管名副其實或名不副實，這些構造構成了極其精密的眼睛，各司其職又完美配合，使我們擁有無與倫比的視覺能力，得以看盡世上最美的風景。

接下來，就來看看讓我們「盡網美景」的視網膜。

視網膜與周遭結構

這段會有點枯燥，卻是了解視網膜病變的重要基礎，以下盡量簡要說明，請讀者稍微耐心閱讀。

我們的眼睛就是人體的「照相機」，視網膜的角色好比是「底片」，「鏡頭」則是角膜和水晶體，這兩個部位有聚光作用。當光線進入眼球後，經由角膜和水晶體的聚焦作用，光線落在視網膜的中心部位，此時是倒立的影像，這些影像訊號經由視神經傳到大腦處理後，影像才轉正，就是我們眼睛看到的影像。不過，傳統底片照相機可以直接在底片上成像，眼睛則不然。底片要好，才能感光；同理，視網膜

第 3 章　眼睛結構與視網膜構造 —— 057

視網膜成像原理

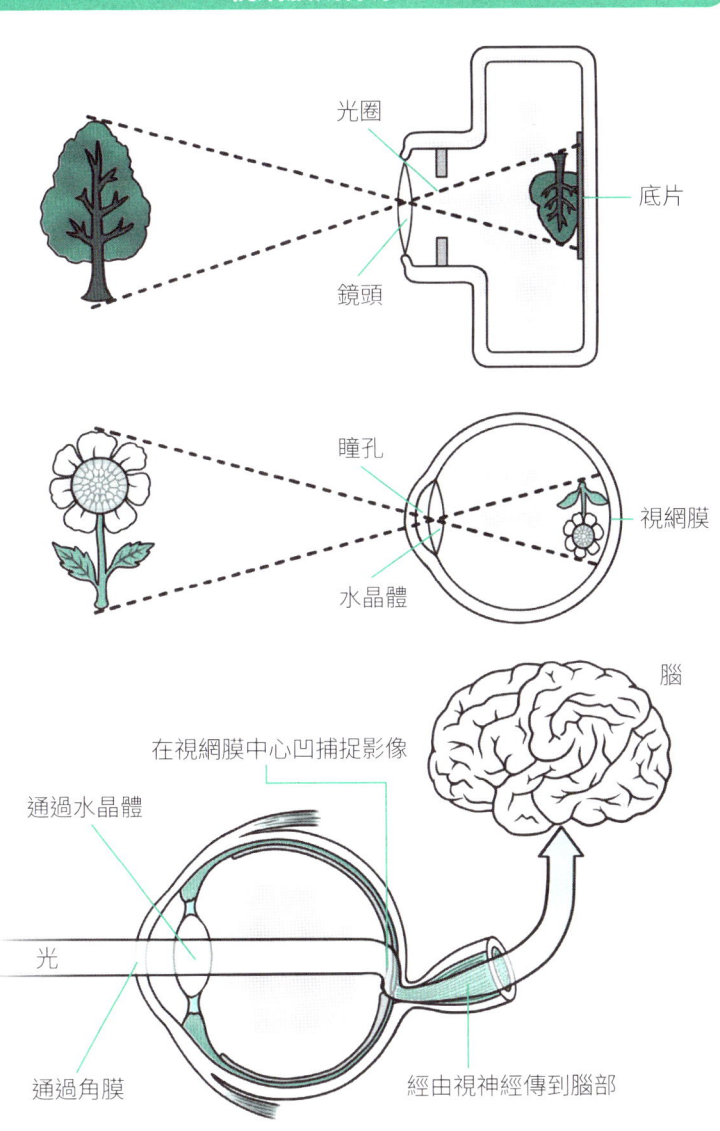

光圈
底片
鏡頭

瞳孔
視網膜
水晶體

腦
在視網膜中心凹捕捉影像
通過水晶體
光
通過角膜
經由視神經傳到腦部

要健康，才能把訊息順利傳達到大腦。

角膜是透明的組織，在眼球最外層，沒有血管分布。結膜在角膜的外圍，含表皮及其下結締組織，呈白色半透明，有血管分布。*

眼殼有三層，由外而內，分別是鞏膜、脈絡膜、視網膜。

最外層是鞏膜，與角膜中間層相似，由很多纖維質組成，但排列不整齊，所以呈不透明的純白色，具有維持眼睛固定形狀的作用。鞏膜往內是脈絡膜，裡面充滿血管，供給視網膜下半部三分之二的營養；視網膜上半部三分之一的營養則是由視網膜血管來供應。

脈絡膜往內是視網膜，視網膜再往內則是玻璃體。

玻璃體：眼睛的「制震儀」

由於玻璃體緊鄰視網膜，一旦出狀況，也會連帶影響到視網膜，兩者息息相關。

玻璃體是透明的，所以光線能傳導進來。玻璃體容量大約 4 毫升，裡面有膠狀、像蛋清的物質，95% 是水分，還有一些纖維質、化學成分及內建細胞，有助於保持眼球的形

---

* 可對照 p.054「眼睛結構圖」參看。

狀，如果內容物消失或沒有液體填充取代的話，眼球很容易就扁塌了。

玻璃體也是營養交換的場所，還有減緩震動的效果，就跟高樓大廈的阻尼器一樣。有了玻璃體的存在，眼球晃動得比較輕微，視網膜及其他組織受到的震盪會減少，所以也可說是眼睛的「制震儀」。

黃斑部：視網膜最重要的區域

視網膜最重要的部位就是「黃斑部」，在眼科的光學同調掃描檢查（OCT）影像中，黃斑部中央會呈現凹陷狀，又叫做中心凹或中央凹。這部位的組織富含黃色素，所以被稱為黃斑部，這是眼睛構造中「名副其實」的部位。

從黃斑部中心點向外畫同心圓，可大致分成四個區塊：中心小凹（foveola）、中心凹（fovea）、近旁凹（parafovea）、外周凹（perifovea）。

這四個區塊合起來叫做「視網膜後極部」，不過一般臨床上所說的黃斑部，主要是內圈的兩個同心圓區塊，與視神經盤大小差不多。這塊區域負責「中心視力」，如果發生病變或受損，視力就會受到影響；愈靠近中心點，影響愈大，此時病人也較容易察覺視力有異狀，醫師透過光學同調掃描檢查，就可以正確評估病變位置。

060 —— 好眼力

視網膜黃斑部與後極部

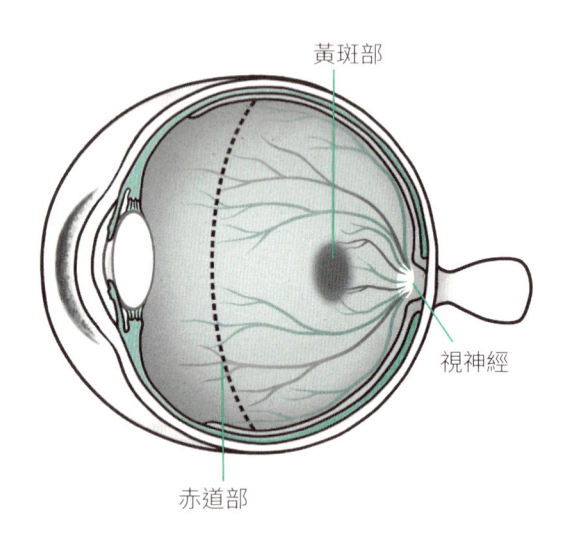

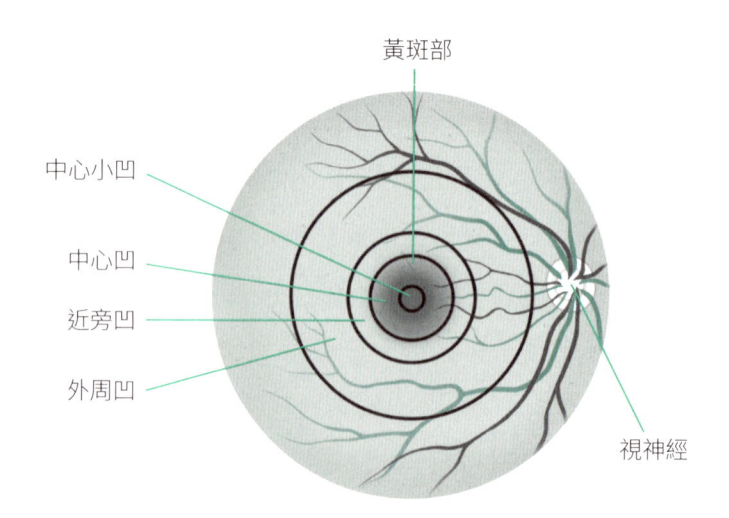

黃斑部

視神經

赤道部

黃斑部

中心小凹

中心凹

近旁凹

外周凹

視神經

> **小辭典**
>
> **視神經盤**
>
> 位於眼底中心偏鼻側的圓盤型結構，直徑約 1.5 毫米，是視網膜神經纖維匯聚之處。成束的神經纖維由此穿出眼球，將感光細胞得到的訊息傳達到大腦。視神經盤中央偏顳側有一處未被神經纖維填滿的區域，稱為視神經凹陷。青光眼病人往往有視神經盤凹陷擴大的問題。*

周邊視力與中心視力

我們的視力可分成周邊視力和中心視力，周邊視力雖然占據較大的視野區域，但是感光細胞只占 50%；中心視力雖然區域較小，卻是感光細胞分布的重鎮，也負責主要的視力，所以周邊和中心視力的重要性不太一樣。有時為了保住視網膜中心的視力，寧可犧牲周邊的視網膜。例如為了治療糖尿病視網膜病變，有時會在病人的視網膜外圍施打多發雷射，破壞一部分周圍網膜，但只要能維持中心視力，這樣的治療就算成功了。

如何區分周邊和中心呢？眼球內有一個構造稱為「血管

---

* 與視神經有關的病變，可參考本書 p.219 說明。

弓」，血管弓內稱為後極部，也就是前面提到的那四個同心圓。眼球剖面最寬的那一圈是赤道部，從後極部到赤道部，醫學稱為 mid-periphery，就是中周邊的意思。赤道部以外的區域則是真正的周邊，已經不在視野範圍內，所以就算有什麼病變，通常也感覺不到視野發生變化。

視網膜層層分明

吃過千層蛋糕嗎？蛋糕剖面是一層又一層細緻的餅皮，層層分明。我們的視網膜雖然薄如紙片，厚度大約只有 250 微米（即 0.25 毫米），卻如千層蛋糕般分成很多層，確切來說共有 10 層之多！透過光學同調掃描檢查，層層分明。

視網膜粗分為單層細胞的色素上皮層（簡稱色素層），以及外層與內層，外層與內層加起來有 9 層，分別為：感光細胞層、外界膜層、外核層、外叢層、內核層、內叢層、神經節細胞層、神經纖維層、內界膜層。內外層合稱感覺層，算是一整體，與色素層間有潛在的空腔。

內界膜就是視網膜中最靠近玻璃體的那一層，在玻璃體與視網膜靠接處，有一層膜稱為後玻璃體膜（Posterior Hyaloid Membrane），這層構造很重要，一旦後玻璃體膜與視網膜間發生不正常沾黏，會對視網膜造成牽拉，引發一連串的問題。（後續章節會再提到這個地方的重要性。）

視網膜分層圖

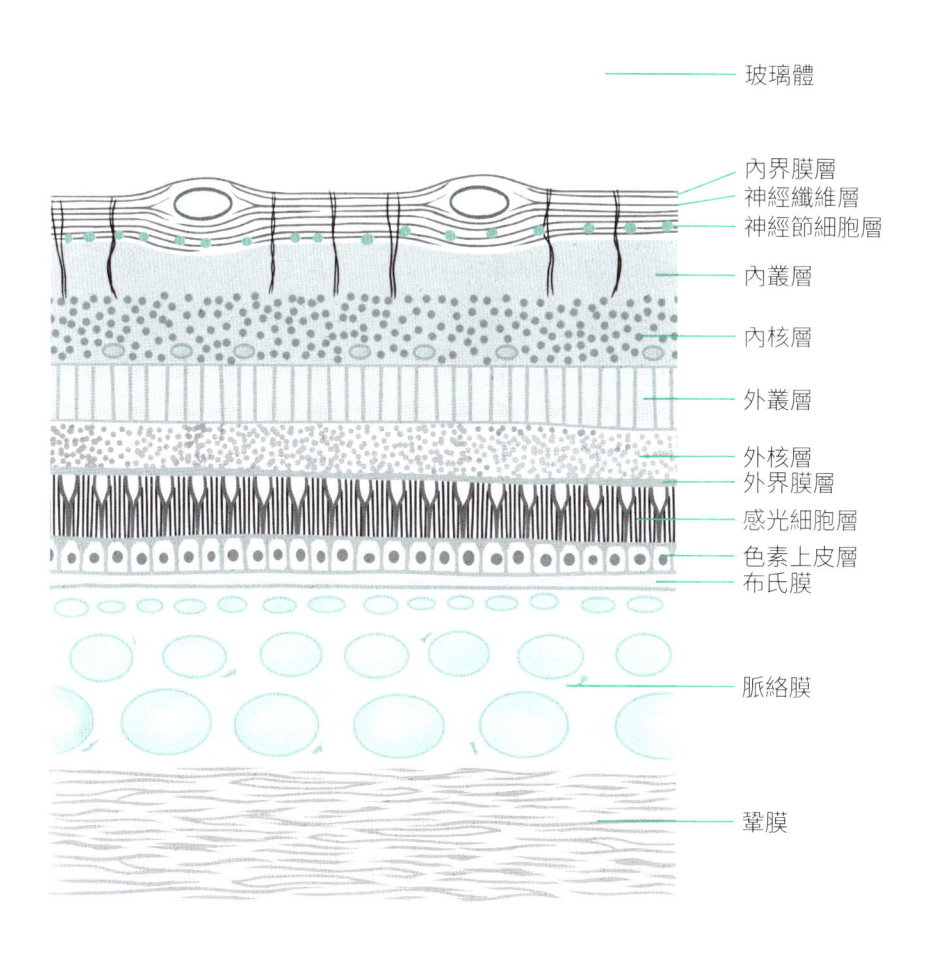

- 玻璃體
- 內界膜層
- 神經纖維層
- 神經節細胞層
- 內叢層
- 內核層
- 外叢層
- 外核層
- 外界膜層
- 感光細胞層
- 色素上皮層
- 布氏膜
- 脈絡膜
- 鞏膜

色素上皮層與脈絡膜中間還有一層布氏膜，深度近視者此膜若出現裂痕，脈絡膜新生血管就容易長入視網膜下腔，影響視力。

視網膜上半部三分之一是由視網膜血管來供應養分，若視網膜血管堵塞，就會影響視網膜上三分之一的組織，包括神經傳導細胞；視網膜另外三分之二則是由脈絡膜供應養分，感光細胞的正常運作極仰賴脈絡膜的血管供應，以及色素細胞對其細胞代謝的輔助。

這些名稱和構造非常複雜，通常只要掌握一個概念：視網膜分層細緻，是非常精密複雜的構造，每一層都很重要。

以嚴重的視網膜剝離為例，就是視網膜的「感覺層」與「色素上皮層」分離。分離後，感覺層失去養分供應，感光細胞受損，就會嚴重影響視力，因為感光細胞一旦死亡，就無法復原。

感光細胞主宰我們的視力

視網膜上面布滿了許多細胞，其中最重要的就是感光細胞。當光線穿入眼睛，由視網膜接收，視網膜上的感光細胞感覺到光的訊息，會把此訊息由外層傳至內層，再往視神經的方向傳導。

感光細胞分為錐細胞及桿細胞兩種。錐細胞負責辨認顏

色、感知色彩，若錐細胞不好，會影響視物及閱讀，色感會異常，形體會扭曲。一旦錐細胞受損，對視力影響很大。

至於桿細胞，主要分布在周邊視網膜，負責明暗感覺，在夜間發揮重要作用，所以桿細胞不好的話，周邊視野會缺損，也會有夜盲症，晚上視力變得很差。在動物中，貓頭鷹等夜行性動物的夜間視力良好，主要就是桿細胞遠多於錐細胞的緣故。

總而言之，錐細胞在視網膜中間的黃斑部密度最高，所以黃斑部是視力最重要的部位；桿細胞則分布於視網膜周邊，幫助擴大視野範圍、提供夜視力。

乏味的學理部分總算介紹過去了，下一章，我們就來看一些大家關心的臨床問題。

護眼保健
筆記欄

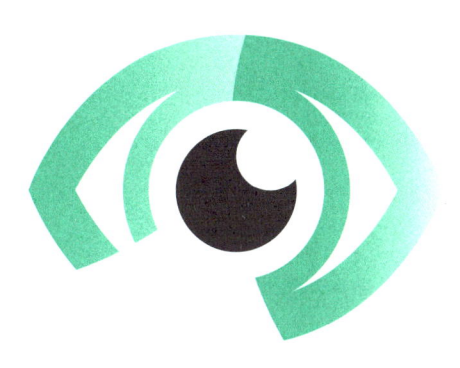

[第4章]
視網膜
相關眼疾

- 飛蚊症／後玻璃體剝離　　069
- 視網膜剝離　　078
- 中心性視網膜病變　　094
- 糖尿病視網膜病變　　099
- 老年性黃斑部病變　　107
- 黃斑部前增生膜　　116
- 黃斑部裂孔　　120
- 高度近視視網膜病變　　127
- 視網膜血管阻塞　　134
- 早產兒視網膜病變及柯氏症　　138
- 脈絡膜及視網膜腫瘤　　141
- 遺傳性視網膜病變　　142

飛蚊症／後玻璃體剝離

如果要談最惱人的眼疾,飛蚊症應屬名列前茅。病人在門診複診追蹤時常常會問,飛蚊症怎麼還沒有好?這恐怕是民眾最常有的誤會。對於飛蚊症,我們的目標不是要治好,因為目前並無有效藥物可以將眼內的「飛蚊」消除。在沒有外傷、發炎、眼內出血等疾病的狀態下,出現飛蚊時,醫師檢查的重點就是要注意周邊視網膜。如果經詳細檢查,周邊視網膜沒有退化或裂孔,病人就可以放心與這些飛蚊和平相處。然而,少數民眾眼內的飛蚊確實困擾,就像一團黑雲擋在視線中央,干擾了視線,生活、工作都受到影響,但這也不是無解的眼科難題,請看下面的解說。

當透明的「玻璃」出現雜質

首先我們須知為什麼會有飛蚊症?這主要與「玻璃體」的構造有關。如前所述,玻璃體原是緻密透明的蛋清狀物質,但隨著年紀增長,會出現兩種退化的變化,分別是**液化**和**萎縮**,這兩個變化是造成玻璃體對視網膜產生影響以及眼睛出現症狀的主要原因。

先從液化談起。玻璃體原本是透明的,裡面是膠狀為主的物質,就像膠水比較黏稠,可是隨著時間過去,這些膠狀

物質會開始「液化」，變得愈來愈稀、出現空泡，有大有小，每個人的情況都不一樣。

在這些水泡的邊緣，會產生較不透明的纖維質，當光線進來後，經過這些不透明的纖維質，投影在視網膜上，我們就會看到一些雜質或線條在眼前飄動，這些雜質就是所謂的飛蚊。

理論上，中老年人比較容易因為玻璃體退化而出現這些飛蚊雜質，但也有人年輕的時候就出現，甚至小學生或 10 幾歲的孩子也不少見。病人到診間通常會反映：「抬頭看天空時，看到有些線條在眼前晃動。」

飛蚊症在多數情況是不需憂慮的，前面就提到，這些飛蚊，只是玻璃體內一些不透明的纖維質、雜質在飄動，很多人都有，只是或多或少的差別。

但是，初次察覺到飛蚊，建議還是就醫檢查一下眼底比較保險。首先醫師會確定這些飛蚊並非發炎出血所造成。其次，出現飛蚊症是提醒醫師和病人要注意周邊視網膜。如果視網膜周邊是健康的，沒有裂孔或退化，就不用擔心。

第 4 章　視網膜相關眼疾 ——— 071

飛蚊症與後玻璃體剝離

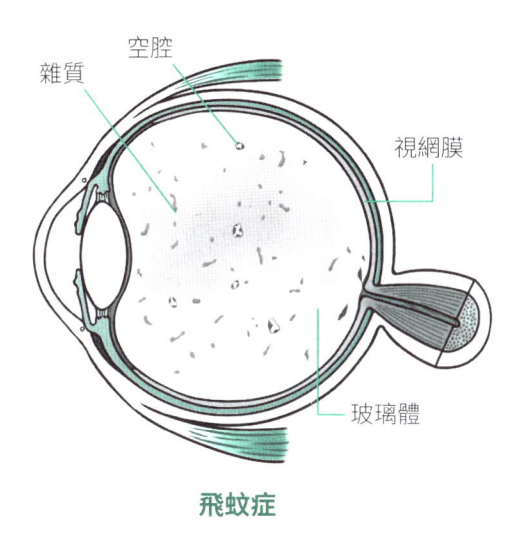

雜質　空腔　視網膜　玻璃體

飛蚊症

雜質　空腔　纖維組織　視網膜　玻璃體

後玻璃體剝離

後玻璃體剝離，導致大量飛蚊

雖然多數的飛蚊症沒有大礙，但如果突然出現比較大量的飛蚊，甚至伴隨閃光，就要警覺了，建議要就醫詳查，因為可能代表玻璃體視網膜有一些狀況發生，最常見的就是「後玻璃體剝離」。

這是與視網膜剝離很類似的名詞，但代表意義完全不同。幾乎每個人都會遇到，因為這也是正常的生理現象之一。

當玻璃體退化（液化）到一定程度時，液化產生的空腔就會融合在一起，形成比較大的空腔，當空腔內液體從後玻璃體膜破出後，再加上後玻璃體膜收縮，此層結構就會與視網膜分開了，這種狀況叫做「後玻璃體剝離」。要注意的是，這並不是我們常聽到的「視網膜剝離」，而是「後玻璃體」跟視網膜分開。而前半段的後玻璃體膜因為與周邊視網膜黏合得很緊，所以並未與視網膜表面分離。

後玻璃體剝離發生的時候，常常會突然出現大量的飛蚊，是什麼原因呢？後玻璃體膜在視神經盤及血管邊緣的地方，比較容易產生不透明的纖維，由於本就與視網膜相黏，我們比較感覺不到。但在後玻璃體剝離時，後玻璃體膜收縮，上面那些不透明的纖維浮到前面來，投影於視網膜上，就立刻被察覺了！尤其是本來在視神經盤周圍的不透明組織，浮到前面來，造成的飛蚊症會特別明顯。因為視神經盤

是圓的，所以病人有時候會說，看到有個像圓圈的東西，有時整圈粗細不一、透明度不同；有時可能為半圓形，或塌陷的圓形，或各式各樣的形狀；有時旁邊還有一些細紋伸出，所以看起來又像蒼蠅、蜘蛛、蚊子等，這些都是玻璃體液化和萎縮，造成後玻璃體剝離所引發的現象。

通常 65 歲以上民眾，大概 65% 已經發生上述現象，現在高度近視普遍，高度近視者玻璃體退化會提前，因為眼球變大了，玻璃體裡面的各種成分都被稀釋了，退化就會出現得比較早。所以「後玻璃體剝離」這個情況，在台灣有提早發生的趨勢。推估可能 60 歲左右，就有 60%，甚至 65% 的人已經發生後玻璃體剝離了。

除了會有大量飛蚊，也可能伴隨閃光，這是因眼球運動時，液化的玻璃體震動刺激到視網膜，或後玻璃體牽拉視網膜所造成，其實這也算是一種正常的生理現象。

可以把飛蚊「打」掉嗎？

後玻璃體和視網膜剝離既然是正常的生理現象，那眼前出現飛蚊，需擔心與否？

理論上應不必緊張，可是突然看見一些黑影雜質在眼前飄動，還是會令人恐慌。透過前面的解釋，至少讀者可以稍微安心，此並非罕見的異常。然而，當飛蚊明顯擋在視野中

間,可能造成極大的困擾,該如何是好?可以把飛蚊「打」掉嗎?確實有這種治療方式,但也要考慮治療可能發生的合併症。

臨床上可利用高能量雷射,將飛蚊(纖維質)炸碎,變成很多小小的雜質,而非完全消除。這麼做或許會因此減少視線阻礙,但是從一團蚊子變成很多小蚊子,也可能造成困擾。有些人會覺得值得,另一些人則不甚滿意,每個人的感覺不一樣。

此外,雷射是很強的能量,如果能量聚焦太過靠近、波及視網膜的話,也可能造成網膜受損;太靠近前面,則可能傷到水晶體,引發白內障,所以雷射打飛蚊也有風險。

其他更激烈的方式,還有透過微創手術將玻璃體切除,把玻璃體內的纖維質清掉,換成生理液體。但這種手術還是有風險,例如可能在術中或術後引起視網膜牽拉、視網膜裂孔,也可能在術後提早出現白內障。雖然白內障手術已經很普遍,但畢竟每一次手術都有風險,所以建議除非是真的受不了飛蚊症,甚至已達精神耗弱,再考慮動手術。通常切除玻璃體是為了治療視網膜剝離,不得不這麼做,並不建議單純用來治療飛蚊症。

總之,以雷射擊破飛蚊或切除玻璃體,並無法百分之百解決飛蚊的問題,還有侵入性強的缺點,所以都不是很理想

的方法,因此在絕大多數情況,還是建議病人與飛蚊症和平共處。

玻璃體視網膜「分手」不順,拉扯出問題

前面提過,玻璃體和周邊視網膜黏得很緊,不會分開,但其他靠後面的部分會在後玻璃體剝離時與視網膜分開。理論上,過程順利的話,不會對視網膜造成傷害。然而實際上,此過程未必完美。若玻璃體與視網膜在某些地方原本有不正常沾黏,兩者就可能無法正常分離,但玻璃體收縮的力量一直在,就會對局部仍藕斷絲連的視網膜產生較大的拉扯,此時就有可能把網膜血管拉破,造成出血,引發更多飛蚊現象,更嚴重的甚至會把網膜直接拉破,產生視網膜裂孔。

有沒有出現裂孔,本人無法得知,通常只會感覺到眼前有許多飛蚊。所以,大量飛蚊產生,除前述導因於不透明纖維質的飄動,也可能是因為網膜有些地方遭受到不正常拉扯,血管被拉破,造成出血,甚至造成視網膜裂孔。

簡而言之,當眼前出現大量飛蚊、閃光,可以推測是後玻璃體和視網膜正在分開,但分開得順不順利,有沒有因為過度牽扯而使視網膜出血、裂孔?要靠眼底檢查才能得知。

如果眼睛有出血的話就要特別注意,因為血管既然已經被拉破,視網膜本身可能也會有裂孔。如果醫師檢查後發現

玻璃體有出血,則有裂孔機會就很大,約有 1/2 至 2/3 的機率檢查出視網膜裂孔。

玻璃體出血與視網膜裂孔

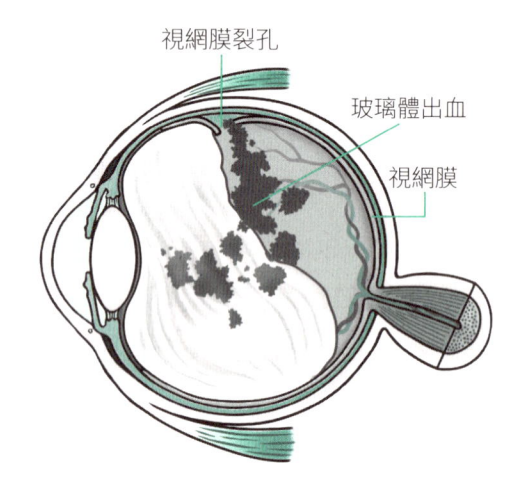

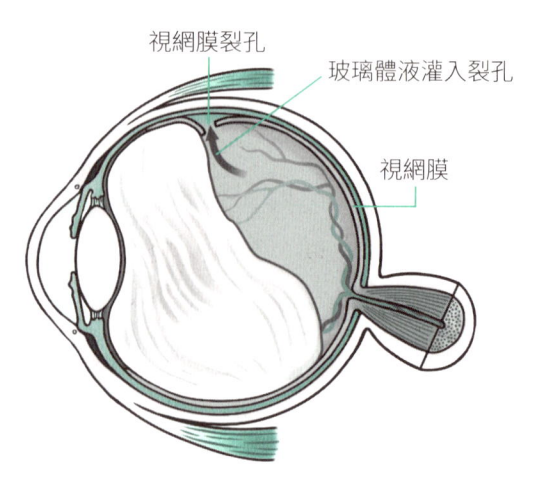

視網膜裂孔
玻璃體出血
視網膜

視網膜裂孔
玻璃體液灌入裂孔
視網膜

由上述描述可知，突然出現大量飛蚊，尤其是伴隨著閃光時，一定要盡快就醫檢查眼底。詳細檢查過一次眼底，若未發現視網膜裂孔，是否即可放心？

如果1個月內檢查都沒有裂孔的話，再出現裂孔的機會就下降許多。不過也有研究顯示，後玻璃體剝離出現半年內，還是會有裂孔的機會，故追蹤次數可能需要2至3次，具體情況應依照醫師建議。

所以，發生後玻璃體剝離時，如果已經看到很明顯的飛蚊或閃光，應盡快找眼科醫師，尤其是視網膜專科醫師，甚至到急診，且最好是發生後1到2天內。醫師診斷時會先替病人散瞳，以便仔細檢查周邊視網膜。因為裂孔大部分都發生在周邊視網膜，尤其是與玻璃體沾黏比較緊的地方要特別檢查。

若僅有裂孔時，只需打雷射把裂孔周遭「圍」起來，讓裂孔周圍的視網膜與其下的脈絡膜產生瘢痕組織，緊密黏連，玻璃體液就不會灌進去，不至於進展成視網膜剝離。萬一太晚處理，玻璃體液灌入裂孔，則變成視網膜剝離，那就需要動用更多較複雜的治療方式。

後玻璃體剝離提早發生原因

前面提過，後玻璃體剝離算是正常生理現象，到了一定年紀，幾乎都會發生。除了年紀外，高度近視者會比較早出現，因為玻璃體退化得比較快、比較嚴重。

此外，動過白內障手術的人也比較容易發生。因原有水晶體有一定體積，稍突向玻璃體腔，制約了玻璃體震動。但置換的人工水晶體是薄且扁平的一片結構，放入眼球後，玻璃體腔空間相對變大，連帶使玻璃體比較容易震動，與視網膜產生拉扯。同時，白內障術後，玻璃體內的化學物質也比較容易流失，加速其退化。白內障術後，這幾個因素加在一起，就會導致後玻璃體剝離提早發生。

還有眼內發炎，比如葡萄膜炎、脈絡膜炎，或睫狀體、虹彩發炎，或眼睛受過外傷等，也會讓玻璃體退化得比較快，這些都是容易提早出現後玻璃體剝離的原因。

視網膜剝離

裂孔性視網膜剝離在眼科疾病裡，是較緊急的病況之一。因為視網膜中心的黃斑部，是視覺最重要的部位，一旦被視網膜剝離波及而受損，可能造成無可挽回的視力喪失，因此算是眼科的急症。

視網膜剝離造成視野缺損

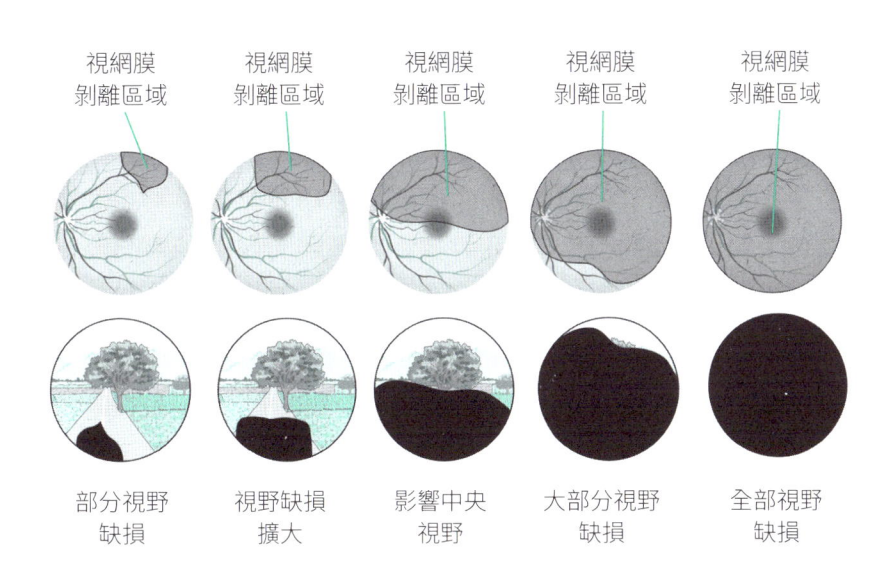

視網膜剝離區域	視網膜剝離區域	視網膜剝離區域	視網膜剝離區域	視網膜剝離區域
部分視野缺損	視野缺損擴大	影響中央視野	大部分視野缺損	全部視野缺損

　　視網膜剝離依成因不同，又可分為**裂孔性、牽拉性、滲出性**等三類，其中以裂孔性視網膜剝離最常見，也與高度近視有密切關係。由於國人高度近視者眾多，每年發生裂孔性視網膜剝離的病例數始終居高不下，面對此一可能引發失明危機的病症，以下會花較多篇幅詳細介紹。

裂孔性視網膜剝離成因

　　延續前面飛蚊症的說明，後玻璃體與視網膜到一定年紀會脫離，如果可以「和平分手」，即使有一些火花（飛蚊症、

閃光），雙方也能相安無事，但如果分得「不乾脆」，拉拉扯扯，就可能扯出裂孔，進而導致視網膜剝離，即所謂的裂孔性視網膜剝離。高度近視者因為眼軸被拉長，玻璃體較易退化，視網膜也因此被撐拉、變薄，周邊較容易有不正常的退化與玻璃體視網膜沾黏，所以更有機會被拉出裂孔。根據台大醫院研究統計，裂孔性視網膜剝離有兩個年齡高峰，其中一個高峰是 50、60 歲，主要如前述因後玻璃體剝離所引起；另一個高峰則是年輕人。年輕人的視網膜剝離，有很大部分肇因於視網膜的格子狀變性（Lattice Degeneration）。

格子狀變性是一種帶狀的視網膜退化，因為在眼底的影像中可看到病變處視網膜血管壁呈白色線條，將帶狀區域隔成若干格子狀而得其名，這是與個人體質有關的退化性變化。

當醫師檢查看到病人的視網膜周圍有這樣的變化，就會提高警覺，因為有這種帶狀變化時，其內的視網膜會特別薄，薄到一個程度，又受到周圍視網膜張力影響，即可能裂解成一個圓孔，稱為萎縮性圓孔。此外，病變邊緣與玻璃體沾黏較緊，加上此範圍附近的玻璃體常有退化，在眼球運動時，此處玻璃體震動較強，視網膜受異常玻璃體拉扯，使病變處視網膜可能產生瓣膜性裂孔。

只要視網膜出現裂孔，玻璃體的液體就會慢慢灌入，造成視網膜剝離。這種視網膜剝離通常發生在視網膜周邊，所

以病人一開始察覺不到異常，要等到剝離蔓延到接近黃斑部時，才會因視野受損而發現。因此，如果視網膜有格子狀變性，應定期追蹤，一旦出現裂孔，即可採取預防性的治療。做法是在裂孔周圍施打雷射，或以雷射環繞整個格子狀變性範圍，藉由雷射後視網膜與其下組織結痂作用，將該區域封阻、固定，避免液體灌入，進一步引起視網膜剝離。

如何知道自己的視網膜有沒有格子狀變性，或其他退化變化？這就必須依賴眼底檢查，本人無從察覺。因此，強烈建議國高中生應至少做一次眼底檢查，等於是幫眼底「健康檢查」的概念，以了解自身視網膜的情況，若發現有格子狀變性就要持續追蹤。通常有中高度近視者，視網膜出現格子狀變性的機會比較高，但不代表沒有近視的人就不會有。

其實並非老了才會退化，在眼科來說，視網膜退化就是視網膜組織結構變化符合退化的定義，不限於年長者，很多症狀可能年輕時就發生了。有時遇到年輕病人眼睛周圍結構退化，本人不知，因為完全沒有徵兆，等發現視覺有異時，視網膜剝離已影響到黃斑部，屆時視力就未必可完全復原。

這裡用一詩來描述視網膜剝離術前檢查：

隱隱飛蚊共輕煙，病房西畔探眼簾。
膜下盡日注流水，洞在視網極處邊。

什麼是眼底檢查？

　　眼底檢查可以仔細觀察玻璃體、視網膜、脈絡膜、眼睛血管、視神經等構造，判斷是否有視網膜病變、黃斑部病變、眼睛血管阻塞、玻璃體病變等。檢查的方式包括醫師以直接眼底鏡或間接眼底鏡來替病人檢查，但檢查前病人最好先點散瞳劑，讓瞳孔放大，醫師較能看得清楚而全面。除了眼底鏡外，現在還有超廣角免散瞳眼底攝影機、光學同調斷層掃描儀等器材，使病變更清晰可見還能加以記錄，便於追蹤檢查時比較前後變化。

裂孔性視網膜剝離成因

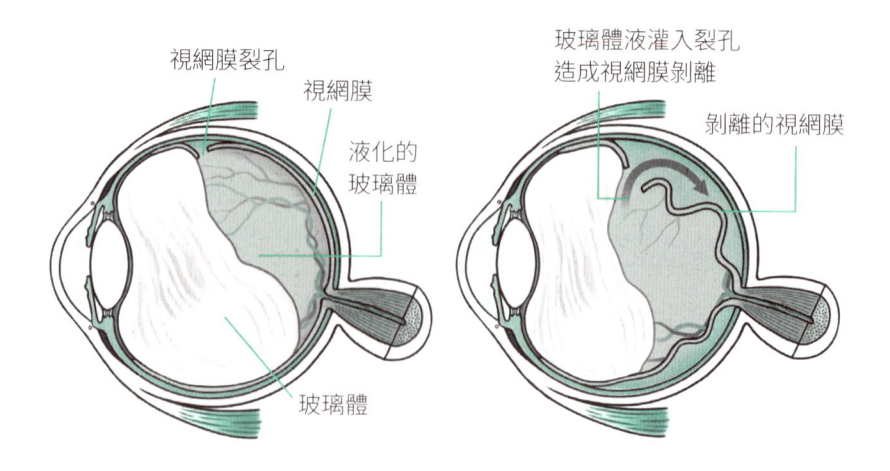

裂孔性視網膜剝離治療

發生裂孔性視網膜剝離時，許多病人是因為眼前突然像有一塊黑布遮蔽了視線，察覺有異，才緊急就醫。治療方式不只一種，醫師會根據裂孔的位置、大小、剝離的嚴重程度等，來選擇適合的方式。

如果剝離範圍較小，與前述視網膜裂孔的處理方式一樣，還有機會用雷射圍住該區域，雷射要施行在未剝離區域才能形成瘢痕組織，就好像築堤把漏水區域限制在一個小範圍內。雷射在眼科門診即可處理，流程大致是：病人眼睛點麻藥後，醫師將一個接觸式的透鏡放在病人眼睛上，撐住眼皮。接觸式透鏡目的在於綜合角膜和水晶體的屈光，使醫師看到眼底，雷射才能正確施行於特定區域，通常約 5 到 10 分鐘即可完成。

光線照進眼底的時候可能會感覺有點刺眼、有點亮，通常為可耐受的極輕度不適。非常周邊的裂孔或玻璃體出血、混濁，可能妨礙雷射操作，此時可改用以冷凍探頭，施行經結膜及鞏膜的冷凍治療，達到相同組織間黏連的效果。但須於眼球區域注射麻藥，過程稍複雜。

如果剝離範圍較大，甚至已經影響到黃斑部，單用雷射，不僅雷射瘢本身會影響視野，同時封阻成功機率大減，已剝離的部分仍可能會持續影響視野，因此不再合適單以雷

射治療,需要手術治療。手術方式有許多種,目的都是要封住裂孔,緩解玻璃體對視網膜牽拉,讓剝離的視網膜回貼。至於採取哪一種術式,除了與每個病人條件、病情有關外,不同醫師擅長的方式也不盡相同,這些都會影響手術方式的選擇,醫師會與病人好好討論。

氣體固定術:這種方式是將特殊的長效氣體打入眼球玻璃體內,利用氣泡擴張,以及浮起後將剝離視網膜頂回原處的特性,助其貼合。通常還會配合冷凍或雷射封閉裂孔。

鞏膜扣壓術:這是從眼球最外層(鞏膜)進行的手術,方式是在視網膜裂孔相對應的鞏膜位置,以一個矽膠材質的環形結構,利用多個縫線的力量,使鞏膜往眼內的方向凹陷。把鞏膜扣壓後,玻璃體與視網膜的牽拉即能鬆解,使視網膜與其下色素層及脈絡膜組織靠近,如此積水就會較快吸收,因積水要靠色素層的色素細胞排出視網膜下腔。術中會同時在視網膜裂孔處透過鞏膜做冷凍治療,產生瘢痕組織讓裂孔封閉。

此處採取冷凍治療而非雷射,是因雷射必須施打在視網膜剝離周遭的未剝離處,剝離範圍太大時即無從雷射,因此鞏膜扣壓術經常搭配冷凍治療。

如前所述,冷凍治療會使視網膜跟脈絡膜產生一些瘢痕的組織,產生類似雷射的效果。只是因為是透過鞏膜、脈絡

膜傳遞到網膜，所以產生發炎的反應程度較高。但這是在無法使用雷射時，讓網膜與下面組織黏連的最好辦法。

鞏膜扣壓術

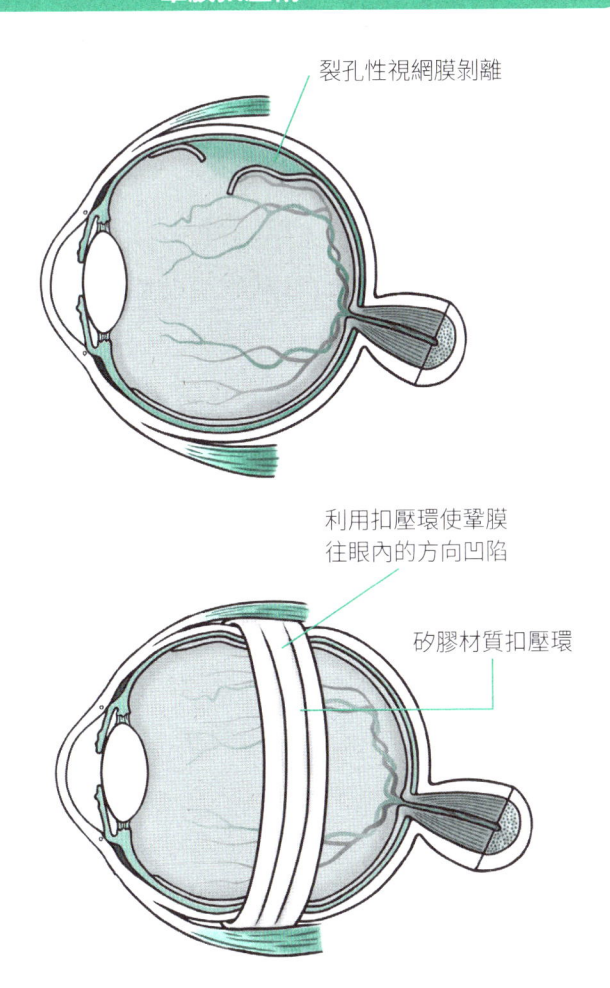

裂孔性視網膜剝離

利用扣壓環使鞏膜往眼內的方向凹陷

矽膠材質扣壓環

玻璃體切除術：醫師透過顯微鏡操作，以精細器械穿過結膜及鞏膜，進入眼球，將玻璃體清除，打斷及鬆解其與視網膜之牽拉。之後再灌入長效氣體，利用氣體將剝離的網膜「頂壓」回正常位置，同時也抽除視網膜下面的積液，使網膜貼平。此時即可順利施行裂孔周邊的雷射，灌入的氣體會隨時間慢慢被人體吸收，原來玻璃體所在的空腔則由生理液體取代。

灌氣體的目的是為了頂住網膜，也爭取一些時間，讓打在裂孔周邊的雷射瘢痕組織能夠穩固。較穩固的瘢痕形成通常需要 2 週，這也是為什麼病人手術後常需要採取趴或躺等特定姿勢，幫助氣體頂住裂孔處，所以這 2 週的時間很關鍵。如果裂孔未閉合或有新裂孔，此時液體就很可能繼續從裂孔處灌入，造成更大範圍或更嚴重的剝離。

視網膜剝離手術何者為佳？

同樣是視網膜剝離，有人要做玻璃體切除手術，有人只需做鞏膜扣環術，這是因為每個病人的裂孔位置、剝離範圍及年紀等條件不同。

鞏膜扣壓術特別適用於某些狀況，例如視網膜出現萎縮性圓孔，通常液體灌進視網膜下腔速度較慢，這是因為年輕人玻璃體內多半還是很結實的凝膠狀，水分不多，所以灌入

玻璃體切除術

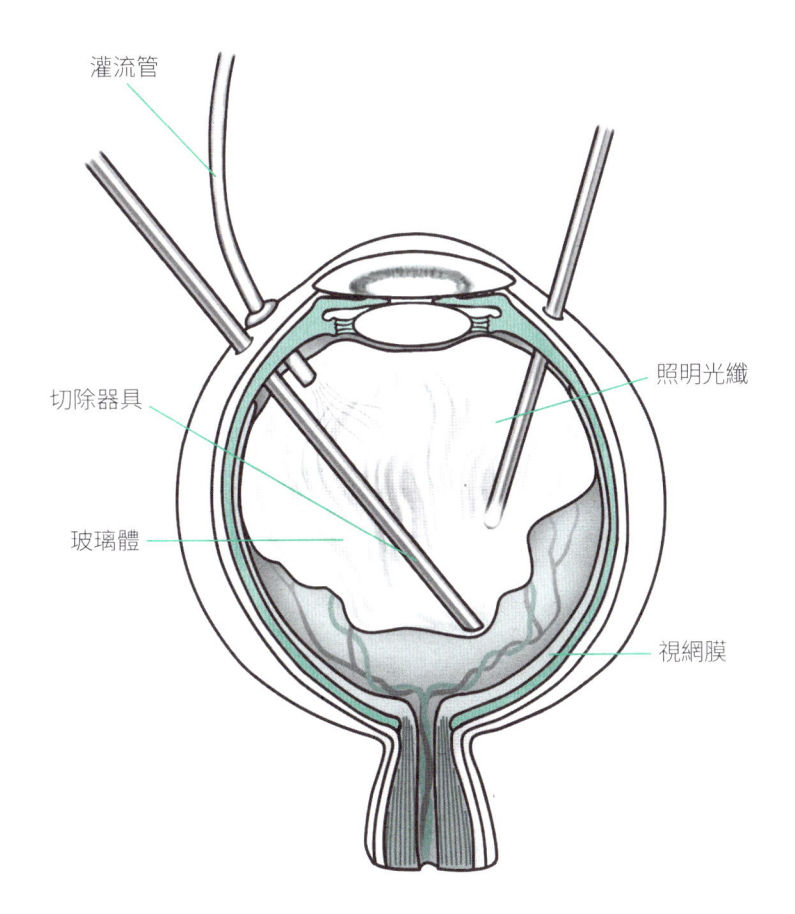

- 灌流管
- 切除器具
- 玻璃體
- 照明光纖
- 視網膜

手術器械是從睫狀體扁平部進入眼球內，此處無視網膜組織，也無太多血管，離水晶體也有一段距離，較為安全。在結膜開三個小孔，伸入三種器械，分別為照明光纖、切除器具與灌流管。手術時，一邊切除玻璃體，將其攪碎吸出，一邊要持續於玻璃體腔灌流生理液，才能保持眼球內的體積。

裂孔的速度較慢。此時，鞏膜扣壓術是最合適的方法，尤其年輕人的玻璃體多半尚未發生後玻璃體剝離，與視網膜沾黏較緊，做玻璃體切除術反而比較不好。

至於年紀較長的病人，玻璃體液化較明顯，且玻璃體已經與視網膜分離，所以採取玻璃體切除術會更為方便，從內部除去玻璃體與網膜的牽拉，並抽除視網膜下積液，以長效氣體填充玻璃體，頂住視網膜。目前均採用微創手術，傷口小、器械精細，通常多以局部麻醉進行視網膜剝離及玻璃體切除。

此外，玻璃體切除後較容易出現白內障，所以如果是年輕人視網膜剝離，醫師評估做鞏膜扣壓術就可以封住裂孔，加上年輕人玻璃體還很健康，不見得要採用玻璃體切除術。以往通常是病情較複雜時才需考慮切除玻璃體，現在因微創玻璃體手術進步，手術器械口徑愈來愈小，使用23號（內徑0.61毫米，數字愈大口徑愈小）以上口徑器械就可以不用在傷口上縫線，效率及安全性較以往提高不少，所以玻璃體切除手術適應範圍已放寬許多。

比較複雜或嚴重的視網膜剝離，如裂孔大、數目多或牽拉嚴重等，除了做玻璃體切除術，可能還要加上鞏膜扣壓術及矽油長久填充，多管齊下才能發揮效果。若醫師判斷需較長時間完成手術，可能會建議使用全身麻醉。

視網膜剝離複雜時處理方式

　　視網膜剝離有時會出現極複雜嚴重的情形。由於玻璃體內腔會有炎性細胞侵入，視網膜裂孔會釋放出一些色素細胞，這些細胞會沉積在視網膜的表面及底層，經轉化形成增生組織。這些增生組織的收縮，會使網膜糾結成團，形成複雜的視網膜剝離，稱為「增殖性玻璃體視網膜病變」（Proliferative vitreoretinopathy, PVR）。手術除了玻璃體切除，還須將增生膜去除，才能讓網膜回貼。這種情況下，醫師可能會採取灌入矽油而非氣體的方式進行眼內填充，因為矽油可以持久停留於眼球內撐住視網膜，不用擔心如氣體在眼內一段時間吸收後裂孔卻尚未密封，造成眼內液再度灌入裂孔。等視網膜固定良好，3個月後再把矽油抽掉，雖然需要不只一次手術，卻是較安全且成功率較高的處理方法。

　　「增殖性玻璃體視網膜病變」更容易發生於第一次手術後網膜未回貼，又再次剝離時。此時同樣在網膜上或下產生不正常的增生膜，將網膜拉成一團或形成皺褶，周邊殘留的玻璃體也會收縮，使周邊視網膜變短而難以回貼。這屬於相對複雜且嚴重的情況，手術成功率也比較低。

　　視網膜剝離手術第一次的成功率大約80%到85%，也就是有15%到20%是不成功的，不成功可以再開一次，但每開一次，成功率就會再下降，就算成功，視力恢復也比較

差。所以，網膜剝離總是有約 3% 到 5% 的人，即使經過多次手術，最終仍然失明。此外，多次手術後就算視網膜成功回貼，但感光細胞已受損嚴重，視力也難進步。

視網膜剝離術後姿勢要點

接受玻璃體切除術的病人，術後還有一件事很重要，就是要採取某種特定的姿勢，幫助視網膜回貼，至於哪種姿勢則與視網膜裂孔的位置有關。如果裂孔處於網膜下方（6 點鐘方向），因為氣泡會上浮的緣故，故須採面朝下趴姿，使氣體能夠頂住裂孔，時間大約要 2 週或稍長，等雷射結痂傷口穩固後，就不必擔心液體灌入視網膜下腔。

病人要長時間維持趴姿，確實很辛苦，但對術後視網膜能否順利貼回影響很大，所以務必要配合。在眼科病房病人多半會使用一種類似甜甜圈的枕頭，讓頭可以埋進去而不影響呼吸。睡時採趴姿，平時可起身走動，重點是面朝下。通常前 2 週是關鍵，較複雜的視網膜剝離，醫師可能要求採特定姿勢稍久一些。但若固定姿勢太久，對病人負擔很大，有些病人反映被要求趴 2 個月，苦不堪言，其實並無必要。

裂孔的位置不同，需要採趴姿時間也有異。例如當裂孔位置偏在眼球上方時，只要術後 1 至 2 天採取趴姿，使黃斑部回貼，其他時間靠著長效型的氣泡浮力就可以頂住裂孔。

第 4 章　視網膜相關眼疾　——　091

視網膜剝離術後姿勢示意圖

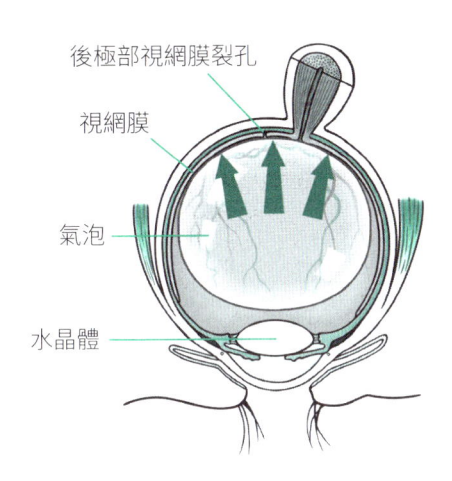

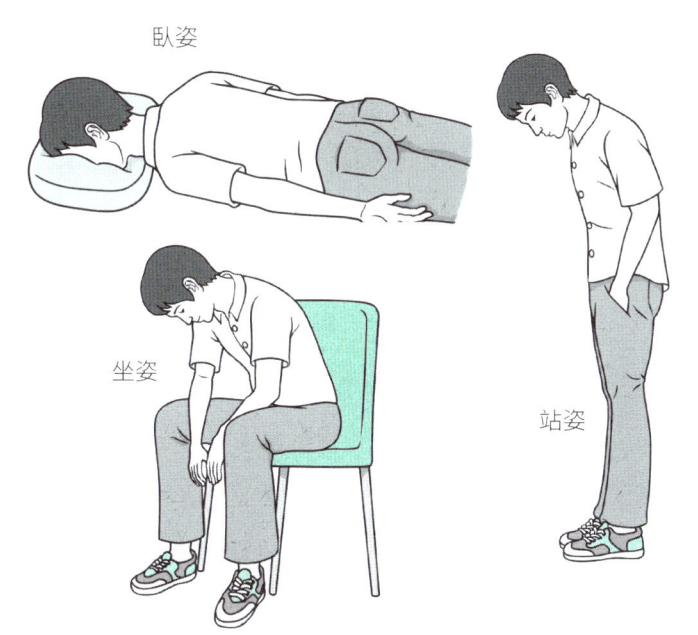

後極部視網膜裂孔
視網膜
氣泡
水晶體

臥姿

坐姿

站姿

長效氣泡可在玻璃體腔內維持 1 至 2 個月，隨時間會慢慢縮小。但若裂孔位置在眼球下方，病人俯臥時，頭必須要低到比床還低，氣泡才頂得住裂孔，是比較棘手的狀況。

　　如果趴 2 週還沒有好，該怎麼辦？可與醫師討論是否採取補救方式，例如再補一些氣體進去，使之有效頂住裂孔。但經過如此處理還是沒有效果，通常這種視網膜剝離不可逆，可歸於持續性、再發性視網膜剝離，應再想其他辦法處理，而非繼續趴。

　　若醫師判定繼續趴不會改善，就須考慮再動一次手術。當然也要考慮病人能否短時間內進行兩次手術、心理能否負荷、眼睛發炎反應及出血是否已經消退等。但因視網膜剝離波及到黃斑部時間愈長，對視力恢復愈不好。若判定要再開，條件也允許，原則上應盡早開。在此有一詞改自蘇軾〈江城子〉，戲述視網膜病患術前及術後：

> 幾朝雲水兩茫茫。縱凝眸，亦難望。
> 千里江山，無緣任遊賞。
> 臨道相逢應不識，形皆曲，色似黃。
> 術後天地忽綻光。小軒窗，花正放。
> 喜泣難言，唯有謝上蒼。
> 待得他日回診處，提水果，攜香腸。

牽拉性與滲出性視網膜剝離

視網膜剝離最常見的原因是裂孔性，其次就是牽拉性。兩者的差別在於，裂孔性是視網膜先出現裂孔後，液體再灌入視網膜下腔，使視網膜的感光細胞層與色素層分離；牽拉性視網膜剝離則是視網膜表面產生牽拉性組織，這些組織會收縮，產生拉扯力量，直接使視網膜的感光細胞層與色素層分離，因此剝離的形狀、範圍與裂孔性剝離不同。眼科醫師檢查時，可根據這些特徵判斷。＊

滲出性視網膜剝離則是指視網膜與色素層間有積液，可能原因很多，如視網膜下方脈絡膜有不正常的新生血管產生，發生滲液或出血，將視網膜頂起；也可能是視網膜下面有腫瘤或炎性反應；或是罹患俗稱「眼睛過勞死」的**中心性視網膜病變**，使脈絡膜血管滲漏，造成視網膜下積液。

另外，視網膜血管發生病變，液體由血管滲出、堆積於視網膜組織間，過多的液體也會滲入視網膜下腔造成視網膜剝離。

＊ 牽拉性視網膜剝離最常出現在糖尿病人身上，本書 p.101 有更詳盡的說明。

中心性視網膜病變

近幾年社會各界愈來愈重視勞工健康，尤其關注「過勞死」的問題，甚至有「眼睛過勞死」這樣的說法。此名稱十分誇大，嚴格來說應是過勞傷。

眼睛過勞死在醫學上稱為「中心性漿液性脈絡膜視網膜病變」（CSCR），主要是因為脈絡膜血管有不正常的滲漏，造成局部視網膜積水，廣義來說也是一種視網膜剝離，只是病灶範圍限縮在局部，通常是發生在視網膜黃斑部或後極部的位置。

CSCR 常常是雙眼同時出現，但也不乏單眼出現。對視力的影響主要是引起中心視力模糊、視物變小、對比敏感度變差、顏色改變、線條扭曲、視力不良（但視力一般會大於 0.3，甚至可以到 0.8 或 0.9）等。統計上雖好發在 20 到 45 歲的年輕人，但 50 歲甚至 60 多歲以上發生的也不少，男性又比女性高出 10 倍！

最新研究發現，這類病人的脈絡膜普遍較厚，換句話說，就是脈絡膜裡面的血管比較粗大，但為何如此？這樣的人為什麼較容易發生此病？尚無定論，可能與整個脈絡膜結構組織的異常有關，目前還在研究中。

中心性視網膜病變成因

　　CSCR 之所以會有過勞死的稱號，是因為從統計來看，此一病變發生的原因與病人的身心壓力過大有關。我在門診與此類病人對話，也常感受到病友通常個性較急，容易緊張、焦慮，屬於俗稱的「A 型人格」。* 心理壓力過大時，體內壓力荷爾蒙也會增加，這是一種類固醇，也是誘發此病的原因之一。使用全身性類固醇藥物或局部類固醇噴劑會提高罹患 CSCR 的機率，或使病變較嚴重、持續較久。因類固醇作用，脈絡膜血管的通透性增加，使液體容易滲出，匯積於視網膜下。此處的感光細胞因此無法獲得來自下層的營養，視力就會受影響，這是屬於一種滲出性或漿液性視網膜剝離。

　　透過螢光攝影檢查可以看到有些液體透過一個或數個點，從脈絡膜滲到視網膜下腔，螢光染劑逐漸擴大，蔓延到整個視網膜剝離區域中。如果發生剝離的位置在黃斑部外，未影響到黃斑部，就不一定會感覺到視力有異。即使黃斑部也受波及，由於這種滲出液仍可提供感光細胞部分的營養，所以初期細胞受損較輕微。但若病況持久，感光細胞還是會

＊ 編注：在人格心理學中，處事過分認真、講求時效、競爭性強、缺乏耐心的人格特質被稱為「A 型人格」，反之則稱為「B 型人格」。

退化，造成不可逆的視力下降。

　　視網膜的積液有時會自行吸收，積液退後症狀即可改善，所以初期可採取保守治療。建議病人從改善生活習慣與調整壓力做起。但若反覆發作數次，積液難以自行消退時，就要做適當的治療。

光動力療法可治療血管滲漏

　　治療方式一般是針對脈絡膜血管滲漏處施以輕度雷射，使該處色素細胞再活化，細胞變穩固了，就可以讓液體不再滲漏。但此種治療較不適合用於滲漏點位於黃斑部正中心或極靠近中心，因雷射能量可能傷害到黃斑部正中心的感光細胞。此外，有時滲漏問題不只發生在單一處，而是整個脈絡膜的通透性都比較高，所以針對單點或局部治療不見得能夠徹底處理好。

　　另一個方式是採取「光動力治療」，針對螢光血管攝影或循血綠血管攝影（Indocyanine Green Angiography, ICGA）出現的不正常血管滲漏予以抑制。方式是將光敏感藥物從靜脈打入體內，藥物會在全身血液循環，也會聚集在視網膜下的脈絡膜血管。此時再使用一種很低的雷射光能量照射滲漏區，使接觸到雷射光的藥物被活化，轉變成一種光敏感物質，釋放出過氧化物，進而破壞血管內皮細胞，使血管不再

滲出液體，讓積水消退。

　　光動力治療的範圍一般會選擇比病變大小再大些，所以對周邊的脈絡膜也會有一些影響，可減少復發機會。此療法使用的雷射能量很低，並非直接利用雷射來治療病灶，而是利用雷射來「活化光敏感藥物」。但因靜脈注射後，身體其他血管也會有光敏感藥物存在，所以治療後48小時內應避免曝曬陽光，否則會傷害其他組織。

　　光動力療法在許多科別都有相關運用，例如皮膚科治療乾癬病人也會使用，是類似的原理。要注意的是，脈絡膜除了單純滲漏，還可能產生不正常的血管、息肉或血管瘤，這些都會造成視網膜積液，但如果有新生血管或息肉，就不適合單獨使用雷射及光動力治療。此時主要採取眼內注射抗血管增生因子藥物，有時輔佐以光動力治療才能發揮效果。眼科醫師在檢查時要特別注意視網膜積液形成的原因，透過光學同調斷層掃描血管攝影（OCT-Angiography）檢查，可以仔細分辨是否有新生血管或息肉。

心情愉快可防止眼睛過勞

　　如何預防眼睛過勞？建議盡量保持樂觀愉快的心情，尤其是已經發作過、有病史的人，要經常提醒自己適時紓解壓力，不要用眼過度，應適當休息。

門診案例：插花老師眼睛「過勞死」

有一位插花老師，因患有其他疾病必須長期服用類固醇。某日他突覺雙眼視力變差，眼前理應鮮豔的各式花材，顏色變得比平常黯淡，於是趕緊到眼科檢查，結果發現其視網膜血管有嚴重滲漏。

經給予雷射及光動力療法，甚至手術引流大量匯積於視網膜下的積液等一連串治療，視網膜血管終於不再滲漏，但病患黃斑部功能已經受到影響，無法完全恢復，留下一些後遺症，例如視物時顏色改變、容易模糊、對比感覺較差，工作或閱讀時必須把燈光開到最亮。

由於插花是非常倚賴視覺的工作，視物顏色改變、模糊等後遺症，使病人頗感挫折。唯目前醫療能做有限，無法使其視力完全恢復，只能建議他停用類固醇，並定期回診，避免病情繼續惡化。

對於必須服用類固醇的病人，要經常自我檢查視力，雙眼分開檢查，以及早發現可能的病變，若血管滲漏嚴重，需與相關科醫師討論更換藥物的可能。

雖然俗稱眼睛過勞死，不過中心性視網膜病變基本上是良性的。只要患者調整生活習慣，有機會自行恢復，或是適時以低度雷射或光動力療法治療，讓血管不再滲漏。此外，應避免持續使用類固醇和含有類固醇成分的藥物。有些中藥可能摻有類固醇，須留意。如果長期使用類固醇，病情就可能持續加重，視網膜剝離的機會也非常大。

糖尿病視網膜病變

國內的糖尿病人口高達 200 多萬人，且每年都在增加。一旦患有糖尿病，影響是全身性的，包括全身性血管和神經病變。對視網膜來說，糖尿病的影響主要有兩項，一是造成視網膜的小血管阻塞，二是血管的滲透性增加。這兩者並不矛盾，因為有些血管阻塞，有些滲透增加，均屬血管構造的改變。

滲透增加時容易造成黃斑部水腫，血管阻塞就會使黃斑部缺乏營養，不管是哪一種病理變化，最終都會影響到黃斑部，使視力受損。此外，糖尿病也會促使視網膜產生與發炎反應相關之分子，所以視網膜病變也包含發炎的成分。

糖尿病造成黃斑部水腫

糖尿病視網膜病變因小血管的管壁受損以及炎性反應，導致血管滲漏，且因病變多發生於黃斑部，故易導致黃斑部水腫，視力下降。目前主要治療方式是採多次的抗血管增生因子眼內注射，可依水腫對治療的反應，調整注射時間間隔，大多數患者對此治療反應良好。

此外，也可針對局部滲漏點施打雷射做為輔助治療，目的在長期維持黃斑部無水腫狀態。另有類固醇眼內注射用以治療水腫，目前長效型的製劑，一針能維持 3 至 4 個月的效果，可配合抗血管增生因子使用，或針對抗血管增生因子反應不佳的病人使用。但因類固醇有白內障及高眼壓的副作用，使用時需小心。

有一些黃斑部水腫合併有黃斑部前增生膜或伴隨玻璃體牽拉，這類病人若對眼內藥物注射反應不佳，可考慮切除玻璃體將增生膜或牽拉的組織去除，達到消除水腫的目的。研究顯示，出現大量滲出物的嚴重水腫，以玻璃體切除手術移除增生膜及內界膜，可以更有效緩解水腫。

糖尿病導致牽拉性視網膜剝離

糖尿病患者另一個嚴重的問題是，當血管阻塞後，會促使網膜產生許多「血管內皮增生因子」（Vascular Endothelial Growth Factor, VEGF），進而刺激視網膜增生不正常血管，這種血管是長在網膜表面和後玻璃體膜界面處，突出於網膜之上，並伴隨著纖維組織，形成大小不一、帶有新生血管的視網膜表面增生膜，主要影響為促進玻璃體收縮。此收縮力量透過新生血管和網膜相連的關係，會將網膜拉起，導致牽拉性的視網膜剝離。

另一方面，新生血管的結構脆弱，容易出血，當血液進入玻璃體腔，形成玻璃體出血，會遮擋應射入視網膜的光線，也會使視力大幅下降。

與裂孔性視網膜剝離不同，牽拉性視網膜剝離是局部單一或分布較廣的多個增生組織形成一片增生膜，收縮時力量很大，不需經過裂孔階段即可將網膜局部拉起，脫離色素層，導致視網膜剝離。比起裂孔性視網膜剝離，糖尿病引起的視網膜剝離更為複雜，治療也更為棘手，有失明可能，不可不慎。

當然這種情況不是一夕之間發生的，糖尿病視網膜病變發展的過程，可以分成以下 3 個階段：

1. 背景性（非增殖性）視網膜病變（Background Diabetic Retinopathy, BDR）：此階段是指微小血管出血、血管不正常扭曲、出現黃色蛋白質及脂質滲出物等變化。此時病變局限於視網膜組織裡，若病人血糖控制得宜，可以採取持續追蹤；若血管滲漏情形較為嚴重，造成黃斑部水腫，則如前所述，需要治療，方式即是施打抗血管增生因子，藉此減少視網膜滲透，避免水腫。常需多次治療。

2. 前增殖性視網膜病變（Pre-Proliferative Diabetic Retinopathy, PPDR）：此階段為小血管阻塞、缺血變更嚴重，視網膜內出現新生血管或小血管動靜脈直接相連，但尚未惡化至新生血管突出視網膜表面的程度。此時需縮短回診期，若有進一步變化則需要治療。

3. 增殖性視網膜病變（Proliferative Diabetic Retinopathy, PDR）：若新生血管已經長出視網膜表面，延展到後玻璃體膜，即稱為增殖性病變。這些新生血管若任其發展，會導致許多問題，如前述的玻璃體出血，或伴隨不透明纖維組織，形成厚纖維膜。纖維膜收縮的結果，小自視網膜產生皺褶，大至造成牽拉性視網膜剝離，故此階段一定要治療。

糖尿病視網膜病變

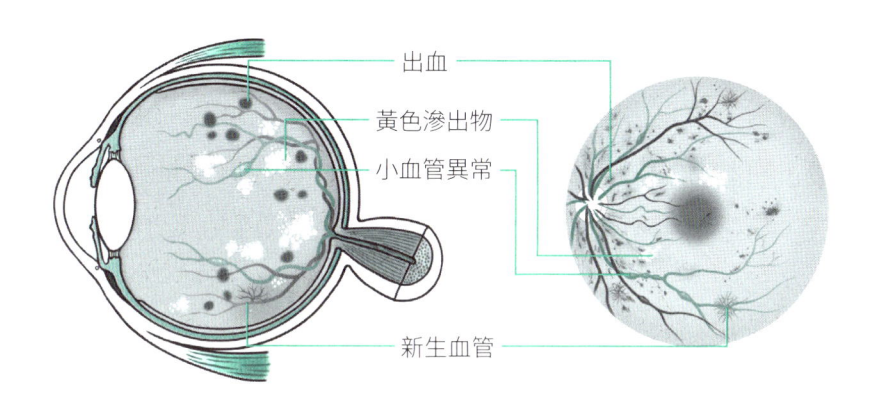

出血
黃色滲出物
小血管異常
新生血管

施打雷射防止病情進展到增殖性

要防止糖尿病視網膜病變從背景性進入到增殖性,或病人處於增殖性初期,要避免新生血管惡化變嚴重,最有效的方式就是施打雷射,此特殊雷射療法稱為「全網膜光凝固」(Panretinal Photocoagulation, PRP)雷射。

這種雷射要分好幾次進行,除了中心視力區不處理,其他視網膜周邊都須施打,所以治療後在病人的視網膜影像中可以看到雷射形成的瘢痕十分密集。治療後,不正常的新生血管就會萎縮,不再出血。

雖然施打大範圍雷射,但實際上只減少了周邊視網膜17% 到 20% 的功能,中心視力不會受影響。在眼科治療上,

有時為保留中心視力,須犧牲周圍視網膜,這是權宜之計。

不過,全網膜光凝固雷射僅對較初期病變有效,一旦纖維血管增生嚴重,施打雷射可能促使纖維收縮,血管拉扯更嚴重,這是雷射能量對組織的影響。一般來說,雷射治療後,可以改變 2/3 糖尿病患者疾病的進程,但還是有 1/3 患者,新生血管仍繼續生長,因為視網膜的新生血管可說是十分「頑固」,不易根除,就像火山即使暫時休眠,不久後可能又爆發。

雷射無效則須切除玻璃體

若雷射後視力及視網膜結構仍持續變差,就必須手術治療。手術除了切除玻璃體,將血塊清乾淨,還要將這些變厚、收縮、拉扯視網膜的纖維膜,仔細切斷、移除,才能讓被拉起的視網膜貼平。此種手術較裂孔性視網膜剝離手術來得更為複雜、精密,風險也較高。因玻璃體與視網膜有些區域沾黏得很緊,在去除增生組織過程中要極端小心,避免傷到鄰近的視網膜,否則反而會造成裂孔性視網膜剝離,導致視網膜更難以回貼。但即使手術成功將視網膜攤平,術後仍有反覆出血、眼壓增高、視神經或黃斑部萎縮等後遺症。

藉由上述手術,視網膜回貼的成功率有 80% 至 90%,但視覺功能不一定能完全恢復,因為在過程中視神經灌流可能

已經變差。最終可能有 10% 的機率，病人手術後會失去光覺，或僅剩光覺。

因為糖尿病視網膜病變通常是兩眼同時發生，所以有時兩眼在短期內均須手術，或一眼已無功能，僅剩一眼尚有機會藉手術挽救視力。故確保手術一次成功極為重要。一旦第一次手術失敗，第二次即使成功，視力也會大受影響，這就是為什麼病人有可能因此病變導致兩眼失明。只有在糖尿病早期即控制好血糖、血壓、血脂，才比較不會造成嚴重的視網膜病變。

糖尿病患者應定期追蹤眼底

糖尿病分成第一型和第二型，都會影響視網膜。第一型糖尿病患者，通常是年輕人。根據統計，第一型糖尿病從剛開始發作算起，3 到 5 年內不至於會出現視網膜病變，但 3 到 5 年後就要開始做第一次眼科追蹤。統計顯示，追蹤 15 年，50% 的人已經出現增殖性病變。

第二型糖尿病患者，因糖尿病發生時間不易確定，所以在初次得知罹病時，應立刻檢查眼底，並根據檢查結果來決定追蹤頻率，如果都沒有病變，每年追蹤一次即可，如果已有病變，則根據嚴重程度，數月到半年追蹤一次。統計顯示，第二型糖尿病患者追蹤 15 年，有 50% 視網膜會產生背

景性病變，15% 會有增殖性病變。

　　如何減緩病變發展速度？最重要就是嚴格控制血糖，特別是糖尿病視網膜病變是有「記憶」的，若糖尿病早期未控制得當，對視網膜造成影響，即使後來血糖控制在正常範圍，影響還是存在。其他重要的全身性病變，如高血壓、腎臟病、高血脂等，均可能引起視網膜病變，而且與糖尿病之間會互相影響。因此這些疾病均須一併妥善控制，才能降低對眼睛的損害。

　　早年因缺乏糖尿病會損及視力的觀念，糖尿病合併嚴重視網膜病變的病人非常多，現在因為有抗血管增生的藥物，加上糖尿病照護網的推動，愈來愈多糖尿病患者知道應至眼科定期追蹤，一有初期病變可及早治療，所以出現嚴重病變的患者已經較早年少了許多。只是一旦嚴重到需要開刀，預後通常不會太好，每年還是有一些因此喪失視力的病人，尤其是非都會區的病人可能較疏於追蹤，更需要注意。

門診案例：年輕患者因糖尿病引發視網膜病變

一位 27、28 歲的年輕人，罹患糖尿病多年，來求診時，一眼已經因嚴重糖尿病視網膜病變，在外院動過手術仍然失明；另一眼檢查也發現眼睛內出血嚴重，遮蔽了眼底，血塊後面則增生了許多纖維及新生血管，這種情形非開刀不可。由於他只剩下一隻尚有功能的眼睛，更有不能失敗的壓力，幸而這位病人開完刀後，視力恢復了。有次回診，陪同他的除了一位年齡相當的女性，還有一個小朋友。一問之下才知道，原來 30 歲不到的他不僅已婚，且有小孩了。當時不免一驚，若此次手術未能挽回視力，等於是雙眼全盲，那對家庭的影響會有多大！

糖尿病的全身併發症很多，對視力的殺傷力也很大，年輕就罹患糖尿病，意味著病程很長，更應注意血糖的控制，確保自身健康，也讓家人放心。

老年性黃斑部病變

視網膜最重要的視覺中心就是黃斑部，此處常見的病變有黃斑部裂孔、黃斑部前增生膜等，與不正常的玻璃體、視網膜界面有關。但一般人最常聽到的應是老年性黃斑部病變（Age-Related Macular Degeneration, AMD）。

此病發生原因到底為何？

原來黃斑部是人體內具有最高氧化壓力的部位，因為感光細胞十分密集，代謝非常旺盛，傳輸系統也很暢旺，需要耗費人體許多能量，所以氧化壓力最高。也因此，黃斑部很容易產生細胞氧化後的「過氧化物」，這些物質對人體有害，必須隨時清除。當這些過氧化物清除得不夠快、累積過多時，就會傷害黃斑部，視力當然也連帶受影響，通常會有視物扭曲變形、視力模糊等症狀。

老年性黃斑部病變正確的名稱是「年齡相關性黃斑部病變」，並非只發生在老年人身上，但確實是隨著年齡愈大，愈容易發生，因為上了年紀，黃斑部清除過氧化物的速度會變慢。

除了年齡，抽菸也是危險因子之一，因為抽菸也會增加過氧化物的累積。此外，有高血壓、帶有某些基因者，也比較容易出現老年性黃斑部病變。年輕人罹患此病變通常與基因關係較大，目前已在研發針對基因調節的藥物。

自我檢測：你有黃斑部病變嗎？

只要是黃斑部病變，都會出現症狀。黃斑部是視覺最重要的部位，一個人有正常的視力，除了視覺傳導功能正常，最重要的關鍵在於黃斑部底層的感光細胞，尤其是錐狀細胞要正常。黃斑部是錐狀細胞最密集的地方，一旦黃斑部受損，中心視力就會模糊，或出現黑影、視野缺損、中心暗點等，注視線條時不管是直線或橫線，都會扭曲成歪斜，眼前物體可能會放大或縮小，顏色也可能會改變。

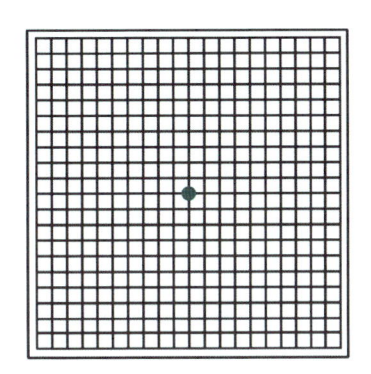

使用阿姆斯勒方格紙，是自我檢測是否有黃斑部病變最簡單的方式。若畫面模糊、線條扭曲，或視線出現固定不動的暗點，應盡速至眼科檢查。

使用方式：
1. 把方格表放在眼前 30 公分處，光線要清晰平均。
2. 如有老花或近視，須配戴原有的眼鏡進行測試。
3. 將一眼遮住，另一眼凝視方格表中心的黑點，再交替測試。

阿姆斯勒方格紙測試結果

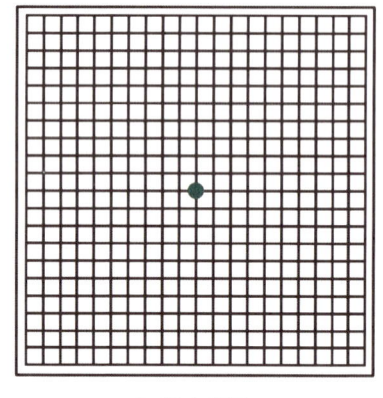

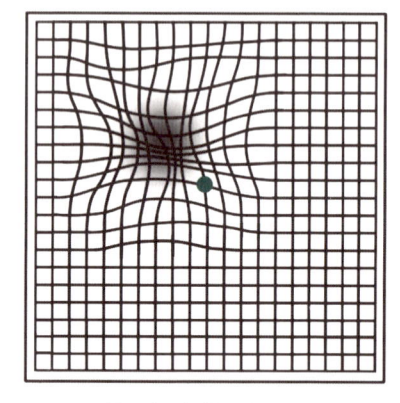

正常人所見　　　　　　　　黃斑部病變患者所見

黃斑部乾性與濕性病變

老年性黃斑部病變可分成乾性及濕性,兩者嚴重程度與治療方式均不相同。乾性病變的主要特徵為:眼底檢查時可在黃斑部看到一些黃色的隱節(Drusen),此為代謝物的堆積。當隱節形成時,病人雖會感覺視力變差,但影響還不大,所以只需定期追蹤。若病情進展到隱節萎縮,各單獨病變融合形成一塊較大範圍的萎縮性斑塊時,對視力影響就很明顯了。

當乾性黃斑部病變持續惡化,隱節下方可能會有不正常的新生血管從脈絡膜長向視網膜,此時就轉成較嚴重的濕

性病變了。這些新生血管通常有一些特徵,例如會形成樹枝狀或球狀,血管的通透性比正常血管更高,故容易滲液、出血,因而稱為濕性。

視網膜下出血,通常代表出血處下方有新生血管從脈絡膜長出,即脈絡膜新生血管。這些不正常血管伴隨纖維組織、出血、滲出物,逐漸形成塊狀結痂組織,上方的感光細胞會遭嚴重損傷,對視力傷害很大。

濕性黃斑部病變是不可逆的變化,是老年人視力減退的最重要原因,甚至有失明之虞,所以千萬不能輕忽。

小辭典

脈絡膜息肉

脈絡膜的新生血管有很多種變異的型態,脈絡膜息肉即是其中一種。此處所稱息肉,其實是脈絡膜血管病變糾結成團的樣子,乍看像血管瘤,而且通常不只一個,有時候會兩、三個合成一球。這種息肉病變當然也會滲液及出血,但更嚴重的是破裂後可能造成大出血,對視力影響非常大,尤其又以亞洲病人為多。一般老年性黃斑部病變,中心視網膜受損,至少周邊視力未受影響,唯少數病人因脈絡膜息肉破裂後造成的大出血,有可能發生波及大範圍甚或全部視網膜的出血性網膜剝離。出血還會經視網膜滲入玻璃體內,嚴重影響視力。

有些老年性黃斑部病變患者的情況介於乾性與濕性之間,也就是色素層出現積液,但並未長出新生血管,此時只有積液,沒有出血。若在發展過程中並無新生血管生成,則原本被頂高的視網膜之後多半又會變平,形成界線明顯、類似各區域地圖形狀的萎縮斑塊,也會影響視力。

老年性黃斑部病變進展

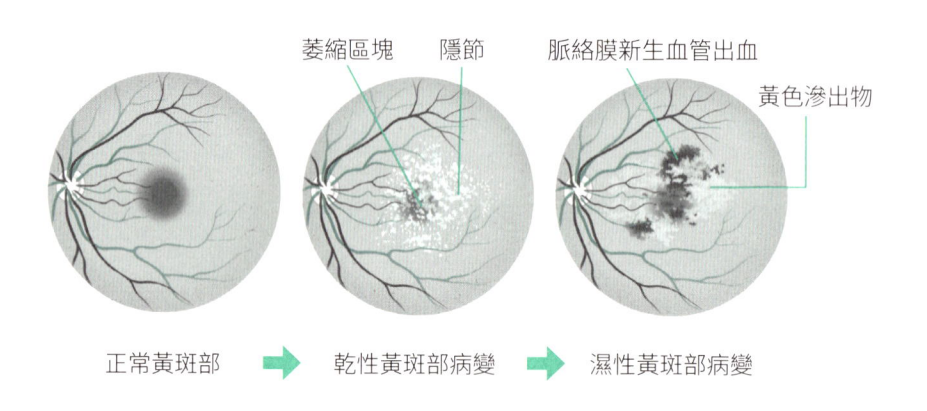

萎縮區塊　隱節　　脈絡膜新生血管出血
　　　　　　　　　　　黃色滲出物

正常黃斑部　➡　乾性黃斑部病變　➡　濕性黃斑部病變

濕性黃斑部病變可打針治療

過去因為老年性黃斑部病變無法治療,許多病人只能逐漸走向失明一途,幸而目前針對濕性老年性黃斑部病變,可於眼球內注射新生血管抑制劑,壓抑新生血管增生,大大減少致盲機率。

藥物注射通常是在開刀房進行，必須經過嚴謹的消毒程序，以避免感染。在病人點眼麻藥下，醫師使用極細的針頭，從睫狀體處下針，避開視網膜及水晶體，將藥物注入玻璃體腔，過程很快也很安全。

　　打針可以讓新生血管萎縮，積液吸收，視力就能改善。不過，藥效僅能維持一段時間，1 至 2 個月後新生血管可能再活化，視力又可能開始模糊，往往需重複施打。

　　打針頻率會視病人情況調整，以減少打針次數且能維持一定效果為原則，但每個病人的反應有好有壞，因此施打頻率不同。有的人經過數次注射，一段時間後病情穩定，只要持續追蹤，若半年、1 年後復發，再追加治療即可。此種抗血管增生因子的針劑健保有給付，最多可打到 14 針，超過則需自費。

　　高度近視者也會有新生血管的問題，但這類型的病人通常注射較少次數的藥物，即可讓新生血管長期萎縮，同一位置新生血管再生的機率較低，大多數毋須多次重複施打。

　　謹以一詩表達治療效果：

　　　　黑雲翻墨蔽青山，雜枝亂葉犯黃斑。
　　　　輕針妙劑除灰幕，雨停霧散現藍天。

該不該補充葉黃素？

既然黃斑部這麼重要,日常生活中該如何保養呢?黃斑部含有許多葉黃素(Lutein)、玉米黃素(Zeaxan-thin)等黃色素,所以呈現黃色,也因此得名。其功能除了可以過濾掉有害感光細胞的藍光以外,也可以很快把代謝物帶走。

美國曾有研究發現,當黃斑部已有隱節形成時(即乾性階段),補充抗氧化物質(包括維生素 C、維生素 E、葉黃素、玉米黃素等),有助於阻止黃斑部病變從乾性轉成濕性,減少比率約為 25%。* 雖然數據看起來不是很高,但統計上是有意義的,且占人口比例也很大。研究結果一經發布,各家保健食品廠商紛紛推出葉黃素產品,這也是如今葉黃素補充品大行其道的原因,許多民眾對於葉黃素有助於保養眼睛的印象也根深柢固。

不過,回歸到原始研究來看,其實當初的研究對象是老年性黃斑部病變的病患,研究結果也只顯示葉黃素對於避免

---

* 美國國家衛生院旗下的國家眼科研究所(National Eye Institute, NEI),曾於 2001 年發表一項年齡相關眼疾研究(Age-Related Eye Disease Studies, AREDS),發現補充維生素 C、維生素 E、β 胡蘿蔔素、鋅、銅這些配方,可降低罹患濕性老年性黃斑部病變的風險。不過後來發現吸菸者補充 β 胡蘿蔔素可能提高罹患肺癌的機率,所以 2006 年發表的 AREDS2 研究中,改以 10mg 葉黃素加 2mg 玉米黃素來代替 β 胡蘿蔔素,此即著名的葉黃素研究。

黃斑部病變從乾性轉成濕性有所助益,至於葉黃素是否有黃斑部以外的護眼功效,並無研究佐證。

因此,無需太神化葉黃素,若真想補充,較建議的時機是:有乾性老年性黃斑部病變時,或是一眼已經有濕性病變,可以服用葉黃素來減低另一眼產生濕性病變的機率。

市售葉黃素產品相當多,成分也十分複雜,選擇成分與當初研究一致的產品,較有實證根據。該研究的配方為:葉黃素 10 毫克、玉米黃素 2 毫克,比例為 5 比 1;其他成分還包括:維生素 C 400 毫克、維生素 E 268 毫克(400 IU)、銅 2 毫克、鋅 80 毫克。因在研究中並未限制研究對象服用綜合維生素,因此患者也可以考慮日常服用綜合維生素,以期強化身體機能。

其實不一定要購買營養補充品,許多飲食也富含葉黃素,例如深綠色蔬菜(甘藍、菠菜、綠花椰菜、香菜、南瓜、豌豆等)、深海魚類。胡蘿蔔則含有葉黃素的近親──β 胡蘿蔔素(Carotene),枸杞則含有玉米黃素。

除了從飲食下手,如果有高血壓、高血糖、高血脂等三高問題,也會影響黃斑部的健康,所以有三高要積極控制,有抽菸習慣者更要戒菸,才能預防老年性黃斑部病變。

黃斑部前增生膜

眼科醫師做最多的手術,不是視網膜剝離,也非糖尿病視網膜病變,而是此處要介紹的黃斑部前增生膜(Epiretinal Membrane, ERM)。

此病變簡言之,即黃斑部上方(前方)長了一層膜,使視力受影響。至於為何會長出這層增生膜?尚無明確定論。一般認為,視網膜與玻璃體原本沾黏緊密,隨著年紀增長,這兩個構造開始慢慢脫離、分開。若玻璃體「分得不乾脆」,還殘留細胞在視網膜上,這些細胞以及一些纖維會持續增生,最後就形成一層膜。與視網膜黏連的後玻璃體膜結構改變、增厚,也可能是黃斑部前增生膜的原因之一。

有研究發現,這層膜除了細胞、纖維,還有色素細胞,因此推測視網膜內及下方的組織細胞也可能移行上去,參與了這層膜的構造。無論增生膜形成機制為何,當這層膜出現後,因為具有收縮的特性,會影響到黃斑部的結構與功能。由於增生膜收縮易引起視網膜表層或深層皺褶,因此黃斑部前增生膜常被稱為**黃斑部皺褶**。

通常中老年人較容易出現增生膜,因為他們的玻璃體與視網膜已經開始脫離,不過臨床上也有年輕人的病例,且有時進展很快,約 2 至 3 年內就變得很嚴重,但為何如此?目

前還沒有很好的解釋。

在視網膜斷層掃描檢查影像中，正常的黃斑部中央應該呈凹陷狀，而輕微的黃斑部增生膜會使黃斑部變得比較平；嚴重的增生膜，黃斑部中央不僅不凹陷，還會增厚而凸起，周圍也會出現皺褶。結構改變愈大，對視力的影響也愈大。

但有些病人的增生膜造成黃斑部凸起，有些病人黃斑部中心反而更凹陷，此時雖然保留了中心凹的輪廓，實際上黃斑部的內部結構已經改變了。

在影像檢查中可看到，這種中心的凹陷變得較深較寬，以細隙燈配合眼底鏡檢查時，會以為黃斑部已經有裂孔；但以光學同調斷層掃描檢查可發現下方視網膜組織感光細胞都還相連著。這種型態被稱為板層裂孔（Lamellar Macular Hole, LMH），對視力當然也有影響。在符合後文所述的手術適應症情況下，仍可考慮手術治療。此種板層裂孔有可能因持續增生膜牽拉產生更嚴重的全層裂孔，若到了全層裂孔的程度，就必須手術治療。

黃斑部皺褶與黃斑部裂孔

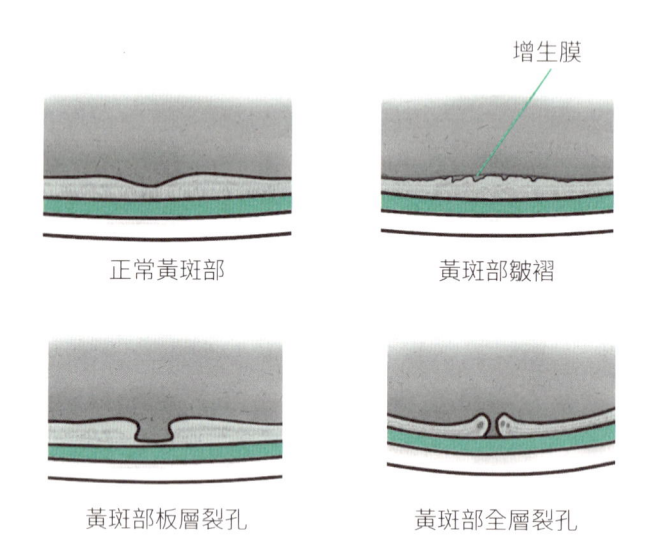

增生膜

正常黃斑部　　　　　黃斑部皺褶

黃斑部板層裂孔　　　黃斑部全層裂孔

增生膜影響視力才需治療

包括增生膜在內,所有的黃斑部病變都要做視網膜光學斷層掃描的檢查,才能看出結構變化有多嚴重。目前醫界也將增生膜的微細變化當做預後指標,根據嚴重程度分成不同等級,醫師透過檢查可以判定病人的嚴重程度。

事實上,自從有了視網膜斷層掃描檢查後,眼科醫師發現有增生膜的人不少,但不見得都很嚴重,也未感覺視力有異,因此,並非有增生膜就需要治療,而是根據病人的視力

狀況及工作需求來決定治療與否,有些人追蹤 10 幾年,增生膜的情形都一樣輕微,就無需處理。

由於病情發展是漸進的過程,所以有黃斑部增生膜的病人要持續追蹤,觀察後續的變化。輕度增生膜通常半年到 1 年追蹤一次;較嚴重或已有板層裂孔現象者,則需 3 個月到半年追蹤一次。

病人平時應利用阿姆斯勒方格紙自我檢測,1 到 2 天檢查一次,且兩隻眼睛要分別檢查,如果線條有扭曲情形、視線出現暗點或暗點擴大,就應及早回診。

可開刀切除玻璃體並移除增生膜

由於黃斑部增生膜通常不至於引發失明,所以開刀與否取決於個人需求,有些人即使增生膜已影響視力也不想開刀,有些人則因工作需求,例如本身是攝影師、畫家、書法家等,對視覺要求較高者,就傾向開刀。

通常建議手術的時機為:視力在 0.5 以下,以及黃斑部出現結構變化。若視力比 0.5 好,但立體感較差、視野扭曲、從事機械工作有困難等,因為工作上需要,也可以考慮。開刀是採用微創手術將玻璃體切除,再以精細器械剝除增生膜。但玻璃體切除後,白內障發生比例較未手術時高,白內障進展也可能較快,故一段時間後往往需要再動一次手

術處理白內障,這是病人決定手術前必須要了解的。

至於術後視力恢復情形如何?一般來說,從影像檢查可看到黃斑部結構已有改善(例如黃斑部中央從凸起變為凹陷),視力也會進步,但不一定能百分百恢復到原來的視力,這點也要有心理準備。

少數人的增生膜與視網膜會自動分離,視力轉好,因此也不用開刀,只是如此幸運的病人並不常見,多數病人仍需要追蹤及治療。

黃斑部裂孔

黃斑部裂孔與前述的黃斑部前增生膜,都屬於玻璃體黃斑部界面疾病。

很多人聽過視網膜裂孔,卻對黃斑部裂孔感到陌生。事實上,黃斑部裂孔並不少見。眼科手術病人中,病因與黃斑部相關者,通常不是增生膜問題就是黃斑部裂孔,這是黃斑部兩大宗疾病。

黃斑部裂孔主要原因有二,一是與黃斑部前增生膜有關,增生膜水平方向的牽拉,將黃斑部最薄的中心凹組織拉斷、產生裂孔;二是與玻璃體和黃斑部視網膜的局部牽拉有關。後者占比較高,前者較易出現於深度近視患者。

原本視網膜與玻璃體互為緊密相黏狀態，到了一定年紀，視網膜與玻璃體會逐漸分開，此過程最先發生在黃斑部區域，因黃斑部中心與玻璃體相黏較緊密，組織也最薄，往往在四周玻璃體與視網膜分離後，中心部位仍與玻璃體黏連。此一特別結構使黃斑部最薄的中心凹持續處於玻璃體牽拉下，導致黃斑部結構出現改變，例如組織內出現空腔、斷裂等。若玻璃體膜持續不與黃斑部中心分離，接著就會發展成為黃斑部裂孔，病程發展通常是由即將裂孔至真正裂孔，再到裂孔擴大。

因此，若檢查發現病人黃斑部有變化，且仍有玻璃體沾黏，處於即將裂孔階段，需加強追蹤，並提醒病人自我檢查，一旦情況有變立刻就醫，才能盡早處理。否則若等到裂孔發生、持續擴大，手術使裂孔閉合的成功率就會減少，即使術後裂孔癒合，視力恢復仍較不理想。

黃斑部即將裂孔時，病人還不一定有感覺，但當黃斑部整層裂開後，病人一定會感到視覺異常，例如線條扭曲、視力下降、眼中央有固定暗點等情況，不過雙眼同時視物時不易察覺，要單眼分別測試才容易發現。

如何使黃斑部裂孔閉合，挽救視力？

治療黃斑部裂孔，首要方式是以微創手術切除玻璃體，

清除玻璃體牽拉的力量。甚至在黃斑部即將裂孔時，就有學者主張使用玻璃體切除治療，使內部結構恢復正常。

在此即將裂孔階段，也可以使用氣體打入眼球內，以干擾玻璃體與網膜的沾黏，使兩者分開，黃斑部裂孔結構變化即可復原。但打入氣體的方式較可能引發周邊視網膜裂孔，宜慎重。

若發生真正的全層裂孔，最廣泛採用的治療方法是把「內界膜」移除。前文曾提及視網膜由外而內共分為 10 層，內界膜就是視網膜最內層的組織，也是最靠近玻璃體的那一層。* 由於內界膜移除後，可以讓組織鬆軟，藉著視網膜在氣體下會向中心移動（移形）的性質，使黃斑部得以閉合。

內界膜移除的方式為：玻璃體切除後，在黃斑部裂孔周圍灑下生物染劑，將內界膜染色，接著用器械慢慢將染色的內界膜，撕掉大小適中的一圈。移除內界膜後，再灌氣體到眼內。病人術後採趴姿或面朝下姿勢，讓氣泡頂住裂孔處，持續約 4 到 7 天。若手術順利，裂孔閉合機會非常高。

不過，當黃斑部裂孔較大時，光移除內界膜效果不佳，須採用其他方法，較多數醫師使用的方法是「內界膜翻轉覆

---

* 關於視網膜構造，可參考本書 p.063。

蓋」法。即保留一部分的內界膜,將內界膜翻轉覆蓋在裂孔上,藉此讓裂孔與玻璃體隔絕,在氣體頂壓下,裂孔即可逐漸閉合,裂孔下方的組織也會自行修復。

　　上述做法都是為了讓黃斑部裂孔閉合,故犧牲一些內界膜。內界膜是由貫穿視網膜全層的一種特化膠質細胞「穆勒細胞」(Müller Cells)為基底膜相連而成的組織。穆勒細胞的功能之一,就是形成各層間的「廊柱」,視網膜有 10 層,不會鬆垮,就是有這個「廊柱」在支撐。但拿掉一部分內界膜,會不會對視網膜功能造成損害?一般認為,移除部分內界膜對基底膜的結構多少會有影響,病人視野也可能會產生變化,但目前研究均認為影響不大。唯因內界膜有其功能,所以移除範圍並非愈大愈好,若採用內界膜翻轉覆蓋的方式,就不用移除太多內界膜。

水晶體囊袋填塞法

　　上述黃斑部裂孔手術的成功率將近 90% 至 95%,預後多半很好,唯少數人即使動過幾次手術仍無法閉合。此時也非無計可施,為解決這種難治的裂孔,有數種手術方式被研發出來,其中包括由我與陳珊霓醫師(現為中國醫藥大學附設醫院眼底病變尖端治療中心主任)首創,以水晶體囊袋填塞的方式治療。

以往較常用的手術方式，是以游離內界膜填塞於裂孔。方法是將初次手術已剝除的內界膜外緣更周邊的內界膜，取下一小片，以此游離的內界膜組織填塞入裂孔中，使持續未閉合的黃斑部裂孔得以閉合。由於塞進去的組織可能會影響黃斑部本身的自然修復，視力進步幅度較小，但比起裂孔不閉合的視力，仍是值得施行的手術。

　　2013年，我首度想到利用水晶體囊袋的組織來填塞。當時心想，內界膜是一種基底膜組織，水晶體囊袋也是基底膜，這兩者的結構成分相似，且水晶體囊袋又比內界膜的質地更厚一些，更便於操作，用來填塞裂孔的成功率應該也很高。將此想法與陳珊霓醫師討論後，決定合作，嘗試替病人治療。

　　若病人已經動過白內障手術，水晶體後囊袋還在，即可拿來利用。或者是病人動過玻璃體切除的黃斑部手術後，往往會產生白內障，若此時病人的黃斑部裂孔還未閉合，即可在開白內障手術的同時，取水晶體前囊袋組織使用。

　　我率先使用水晶體後囊組織，陳珊霓醫師則是首位使用前囊組織者，我們將水晶體囊袋組織填塞入病人的黃斑部裂孔處，確實看到病人的裂孔閉合了。我們撰寫的論文詳細描述如何取囊袋組織、如何填塞及效果如何，論文發表在重要的眼科期刊上，獲得許多迴響，也在國際間普遍被使用。

中國大陸的學者還發展出其他運用方式，例如當病人兩眼一起開白內障時，將左眼的囊袋塞到右眼，或是將囊袋組織保存，置於組織庫，以提供其他病患使用，同時發展出避免排斥的處理方式。

填塞裂孔的組織還有其他選擇，也有人利用羊膜組織，或是取病人自己的一部分視網膜組織，類似「挖肉補瘡」的做法，但必須選擇對視網膜傷害較小的區域。這些都是針對頑固、不易癒合裂孔的治療方式。除組織填塞裂孔外，用各種合適組織覆蓋而非填塞治療不閉合的裂孔，也是可行甚至更好的做法。

總之，黃斑部裂孔是很大宗的眼科疾病，我看過病例非常多，大概僅次於黃斑部增生膜，而且雖然手術成功率很高，但偶爾仍會遇到一些裂孔持續不閉合的案例，此時雖可藉由各種方法讓裂孔再閉合，但視力恢復程度還是低於一次手術即成功的病例。

黃斑部裂孔是否能預防？

黃斑部裂孔的發生與增生膜拉力過強，以及玻璃體視網膜的牽拉有關，哪些人會發生？哪些人不會？其實很難預測，所以也很難預防。但因較常發生於中老年人及高度近視者，所以建議要定期至眼科檢查。

門診案例：兩眼均有黃斑部裂孔的治療

一位 67 歲女病人右眼 4 年前因黃斑部裂孔於外院治療，結果裂孔未閉合且形成更大的裂孔。4 年後左眼也出現大的黃斑部裂孔，導致兩眼視力均嚴重受影響。病人初來門診時，女兒陪同，兩人均愁眉不展。

我們先以內界膜覆蓋治療了左眼，術後裂孔閉合，病人也較有信心，決定接受右眼手術。我們在同時處理白內障時，使用水晶體前囊組織填塞方式治療裂孔後，裂孔閉合，視力也進步了。雖然右眼最佳矯正視力不如左眼，但當病人術後檢查看到光學同調斷層掃描呈現的裂孔閉合影像，還是很開心。據女兒說，母親情緒大有改善。可見未閉合的裂孔不但影響視力，對病人心理也有不良影響。

當我看到光學同調斷層掃描呈現裂孔閉合後，也覺身心暢快，後續門診時間心情大好。這才意識到手術使黃斑部裂孔閉合，病人心中的缺口閉合了，同樣醫師心中的缺口也閉合了！謹以一詩聊表喜悅之情：

巧器隨心挑復轉，朱孔遙看近如潭。

最盼來日掃描處，一片生機滿黃斑。

當醫師檢查後發現玻璃體與視網膜界面開始發生脫離時,就要特別小心黃斑部是否沾黏過緊產生拉扯,進而導致後續的一些變化。若有高度近視,這種拉扯還會提早出現,且牽拉的情形更為複雜、嚴重。有大約 5% 至 10% 的病人,兩眼均會出現黃斑部裂孔,所以門診時兩眼均需詳細檢查。

　　由於尚未裂孔前通常沒有症狀,因此,此階段要積極追蹤,如有變化,也可在黃斑部還沒有真正產生裂孔或裂孔還小時,及早處理。治療的方法可直接切除玻璃體以消除牽拉力量,同時加上小範圍的內界膜移除,讓裂孔閉合。經過這樣的處理,視力通常都能恢復得很好。

高度近視視網膜病變

　　眾所周知,台灣是近視王國,學童近視率始終居高不下,在全球也是名列前茅。根據衛福部國民健康署公布的數據,全國兒童青少年的近視盛行率調查,在 2017 年,國小 6 年級學童的近視率達 70%,而高度近視(大於等於 500 度)也有 10%。國中 3 年級(9 年級)的近視率更逼近 90%,高度近視則近 30%。

　　近年來 3C 產品使用頻繁,如果現在有類似的調查,可以想見近視率恐怕更高。尤其讓人擔心的是高度近視,眼底容

易出現病變。高度近視加上任何與眼底相關的異常變化，就稱為「病理性近視」，會帶來許多嚴重影響與後遺症，千萬不可輕忽。

高度近視的定義在不同研究中略有出入，上述國健署的調查是以近視 500 度為基準；醫學上則以近視 600 度以上、眼軸長度大於 26.5 公分來定義高度近視。符合後者定義的高度近視，較容易出現眼睛的病變。

一般人多半以為，高度近視配戴眼鏡或做雷射近視矯正就好，感受不到其嚴重性。殊不知進展到高度近視後，我們從外觀上看不到的眼球結構已經受到影響。最直接的影響是眼軸變長，眼球形狀也可能改變。透過影像檢查可見到眼球後端呈現各種變化，例如不規則圓型、筒狀或圓錐狀；向左偏或向右偏；甚至會凸出一角如腫塊，或是向內凹陷，呈現凹凸不平狀。

此外，影響眼球形狀事小，更嚴重的是會導致脈絡膜組織變薄、血流不足、營養變差，視網膜易萎縮、功能不足、色素細胞退化萎縮，最重要的感光細胞也受牽連。因為色素細胞、感光細胞及其下方的脈絡膜微血管，這三者是一體的，任一層有變化都會互為影響，而這些變化最容易發生在黃斑部。

高度近視引起視網膜萎縮

　　整體來說，高度近視對視網膜造成的影響可分為數種，第 1 種是萎縮型的變化。一開始視網膜變得較薄、色素退化，脈絡膜血管清晰可見。因色素層變薄，透過影像檢查可直接觀察到縱橫交錯的脈絡膜血管，類似豹紋，因此稱為豹紋狀眼底。再嚴重下去，視網膜血管、組織會瀰漫性變薄。更嚴重時，局部脈絡膜及視網膜會出現一個個萎縮型的斑塊，當斑塊融合後，視網膜及脈絡膜全面變薄，眼底檢查甚至可直接「透視」下方的鞏膜。萎縮程度愈厲害，視力影響愈大，目前尚無有效治療方法。

　　當高度近視導致眼軸變長，上述變化就可能會出現，且無法逆轉，因此，別讓眼軸變長才是根本。

高度近視引起黃斑部出血

　　第 2 種變化是黃斑部易出血。脈絡膜變薄後，其微血管及上方組織也較為脆弱、容易破裂，造成視網膜下或視網膜內出血。影響到黃斑部時，病人就會感覺到視力變差、視物線條扭曲。

　　這也是為什麼不建議高度近視者去從事高空彈跳或劇烈運動等衝擊性較大的活動，因為衝擊力道過大，易使玻璃體、眼球震動，使脆弱的脈絡膜微血管破裂、出血。

門診中曾有一位 40 多歲的男性，意外被棒球擊中眼睛，因本身有高度近視，組織血管較為脆弱，加上外力衝擊，眼內到處出血，較非高度近視者來得更為嚴重。還好這種黃斑部出血會慢慢吸收，視力也會慢慢回復，但有可能反覆發生。根據研究，曾經出血處經長期追蹤，局部發生萎縮斑塊的機會增大。

高度近視引起新生血管

第 3 種變化則是脈絡膜易長新生血管。前面提到，高度近視者的視網膜微血管上方組織較為脆弱，若遭逢外力，容易裂開，脈絡膜微血管會透過裂開的組織，長出新生血管，如同土地龜裂，野草從縫隙中萌發一般。

這些如野草的新生血管有點營養不良，比起因年齡相關產生的頑固新生血管，相較輕微，但仍會出血、積水、結痂，對視力影響很大，比單純黃斑部出血更為棘手。更嚴重的是，受新生血管波及處，日後會產生局部逐漸擴大的萎縮斑塊，使視力大為降低。

發生脈絡膜新生血管的病人可能感受到的症狀包括：視力模糊、影像變形、出現盲點、彩色視覺減弱、感覺看見亮光或閃光、眼前所見影像偏黃等。還好這種高度近視引發的脈絡膜新生血管，治療方式如同濕性的老年性黃斑部病變，

可施打抗血管增生因子針劑，而且通常打幾次效果就很好。施打後可做光學同調斷層掃描檢查及血管掃描，來追蹤看看是否還有新生血管存在，了解施打效果。雖然打針效果不錯，但仍可能同位置或不同處再發。如前述，追蹤10幾年後常發現有後遺症，曾長出新生血管處會出現萎縮性斑塊，導致視力不良。

高度近視引起牽拉性黃斑部病變

高度近視帶來的麻煩尚未談完。第4種變化是高度近視者，其玻璃體與視網膜沾黏的情形較一般人來得複雜，且有多重組織的牽拉力量在拉扯，容易引發後續一連串病變，稱為牽拉性黃斑部病變。除了玻璃體與視網膜沾黏，黃斑部增生膜形成多層的牽拉，又因眼軸變長，視網膜有被向下拉的力量，與視網膜沾黏的玻璃體跟不上眼軸擴大的速度，夾在中間的視網膜層狀結構就被上下拉開了。視網膜內的組織遭上下力量牽拉，變得增厚、蓬鬆，宛如麵包發酵一般，功能自然變差。

視網膜緻密的層狀組織被拉開，黃斑部感覺神經層彼此分離，黃斑部因而增厚，此一情形稱為「劈裂」（Macular Schisis）。黃斑部劈裂在高度近視族群特別容易出現，是牽拉病變的一種核心變化。若未及時治療，等到演變為黃斑部

裂孔或合併視網膜剝離才開始治療，手術會變得更為複雜，甚至有可能失明！

牽拉性黃斑部病變的治療方式，與前述黃斑部增生膜及黃斑部裂孔等病變一樣，若有增生膜應先清除增生組織，避免進一步惡化；若有黃斑部裂孔，因高度近視者的裂孔經由手術癒合的成功率遠較一般人低，所以通常需使用內界膜翻轉覆蓋或填塞手術，提高成功率。

高度近視病變多、治療困難

為什麼我們要重視高度近視，一再呼籲國人從小就要做好視力保健？除了近視太深會帶來諸多不便外，高度近視族群容易好發許多眼疾，而且這些眼疾發生時，治療起來也格外棘手。

例如，一般人發生黃斑部裂孔通常不至於失明，但高度近視者因容易出現黃斑部劈裂，演變成黃斑部裂孔，常伴有視網膜剝離，手術較為困難，失敗則有可能失明。

此外，高度近視病人眼軸較長，有人甚至達到35、36毫米，但手術器械一般長度只有33.5毫米，所以得用更長的器械，對醫師來說較不好控制，操作起來不是那麼穩定，甚至須劃開較大的傷口才能伸入器械，失去了微創手術的優勢。

除了手術較困難，複雜的牽拉，也會增加手術複雜度。

例如同樣是黃斑部增生膜，有高度近視者可能有多層，且會沾黏得比較緊，以致於不好處理。又如要移除內界膜時，因高度近視者的視網膜薄，染劑對比差，不易找到內界膜確定位置及深度。即使是黃斑部手術經驗豐富的醫師，在面對高度近視引起的黃斑部病變時，手術也是一大挑戰。

雖然與歐美國家相比，台灣因高度近視病人較多，醫師經驗豐富，常有在國外處理不好的病人特地回台動手術。然而，還是要不厭其煩提醒，高度近視引起的「麻煩」實在太多，還是要從預防下手，好好保護視力。

能做的預防措施包括：國小 3 年級前維持無近視、20 歲前做一次眼底檢查（包括周邊視網膜）、定期門診檢查（尤其是有大量飛蚊、白內障手術後，或是有黃斑部病變時）。

高度近視常見黃斑部 3 大病變

1. **萎縮性變化**：主要影響為黃斑部萎縮、出血。
2. **血管增生**：即黃斑部長出新生血管，可打針治療，且效果很好，唯追蹤 10 幾年後，萎縮斑塊擴大，仍會影響視力。
3. **牽拉性黃斑部病變**：此病變可能引發黃斑部裂孔，進而導致視網膜剝離，有失明危險。

視網膜血管阻塞

眼睛會中風？一點不假。我們的眼睛也是大腦中樞系統的一部分，視網膜血管阻塞即俗稱的「眼中風」，原因與腦中風類似。

當他處血管內有血栓形成，被帶到眼睛血管，就可能形成栓塞，阻滯眼內血管，尤其是視網膜血管的正常血流。眼內血管本身也可能出現血栓，造成血管阻塞。形成血栓的原因，大部分與全身性疾病有關，例如高血壓、糖尿病、心臟病（如二尖瓣脫垂）、主動脈硬化，其他如有巨大血管的血管炎、凝血相關病變者，也較容易產生血栓。

眼中風可分為動脈和靜脈阻塞，比較大的血栓可能會塞住中心動脈（最大的動脈），引發的後果較為嚴重，未及時治療可能造成失明；中心靜脈阻塞也會引發嚴重後果。比較小的血栓可能跑到分支血管，造成分支動脈阻塞，會影響視力及視野但不至於失明。若眼前突然一黑、視線變暗，持續數十秒或數分鐘後好轉，有可能就是血管阻塞的前兆，即使好轉了也建議就醫詳細檢查。

也許讀者曾在新聞報導中看過，有些民眾只是去美容整形，接受玻尿酸或微晶瓷施打，注入物卻不慎塞住視網膜及脈絡膜血管，釀成失明的嚴重後果，這也屬於眼中風。

動脈血管阻塞通常突然發生，病人不會感覺疼痛，但會察覺到視力變差、視野缺損。如果是中心動脈阻塞，因缺乏血流，會突然看不見，視力明顯下降；若持續未有血流供應超過 90 分鐘，視力就很難恢復；4 小時內沒有及時疏通血流，要恢復就更加困難，所以一旦發生須盡速急診。欲使視力或多或少改善的黃金治療時間是 24 小時內。有研究顯示最長的紀錄是拖到 3 天才治療，視力僅勉強恢復少許。

若血栓不是堵住中心動脈而是分支動脈，該血管所管轄、提供營養區域的視網膜細胞會因缺乏養分很快壞死，造成視野缺損。血管疏通後，雖然視力會改善，但視野已經缺損的地方很難完全恢復。

中心視網膜動脈阻塞治療

由於無法讓血栓消失，治療動脈血栓的目的是讓血栓流到視網膜更周邊，使傷害減少，而非使其消除。通常會透過以下幾種方式，讓血管的管徑變大，達到此一目的。

1. 利用氧氣及二氧化碳的混合氣體，讓病人吸入氣體，讓血管管徑變粗。
2. 服用血管擴張劑。
3. 眼球按摩，用意是降低眼壓，因眼壓低下時，血管會比較膨脹。

4. 前房穿刺，於門診即可執行，可以很快讓眼壓下降，使血管管壁擴張。
5. 早期阻塞時，也可使用纖維溶劑去溶解血栓，如同缺血性腦中風可用血栓溶解劑（Tissue Plasminogen Activator, TPA），但會有一些全身性的風險，且須在早期阻塞時使用才能發揮效果。

中心視網膜靜脈阻塞治療

靜脈阻塞常來自於眼內血管本身栓塞，預後通常會比動脈阻塞好，而中心靜脈阻塞較分支靜脈阻塞嚴重。靜脈阻塞原因通常與一些全身性的病變有關，如糖尿病、高血壓、高血脂、血液疾病、凝血相關病變、血管炎等，使用口服避孕藥物也會提高風險。另外，青光眼病人因為視神經形狀凹陷變形，影響血流，也較容易產生靜脈阻塞。

靜脈阻塞後，除了血流不通，造成阻塞區域的視網膜營養不良、細胞退化外，還會造成嚴重的黃斑部水腫。此時可給予眼內藥物注射讓水腫消除，視力通常可以恢復得不錯。但是水腫容易再發，常需多次注射。

與動脈阻塞不一樣的是，靜脈阻塞比較容易出血、引起黃斑部水腫；動脈阻塞則不易出血。

缺血性靜脈阻塞可能造成失明

靜脈阻塞又可分為非缺血性與缺血性兩種。非缺血性雖然會引發出血、黃斑部水腫，但血管並未完全阻塞，所以水腫消除後，視力恢復程度較好，受損程度較輕微；缺血性則嚴重許多，因為會產生「**新生血管性青光眼**」*，進而造成失明。

這是因為視網膜血管缺血嚴重時，會「另闢蹊徑」製造血管增生因子，量多且短期內突然大量增生。常在病發約3個月左右，因大量血管增生因子刺激，虹彩出現不正常血管，將房水的出水孔堵住，就好比排水溝堆滿了落葉（新生血管）一般。房水出不去的後果就是眼壓飆高，眼睛疼痛，此稱為新生血管性的青光眼。這種青光眼很難治療，因眼壓短時間內升高，壓迫視神經，很快即可能造成失明。

要避免走到這一步，應積極追蹤，一旦確定是缺血性阻塞或已經發現早期新生血管增生時，可及時注射抗血管增生因子，或是施打全網膜雷射，以減少新生血管的產生。

整體來說，眼中風主要症狀包括：突然感覺視力下降、視線變暗、視野缺損、視物顏色改變等，與黃斑部水腫的症

＊ 關於新生血管性青光眼，可與本書 p.211 互相參看。

狀類似，雙眼同時看有時不易察覺，要單眼測試，若有異常應盡快就醫。

至於如何預防眼中風，則要從遠離危險因子下手。最主要就是避免高血壓、糖尿病、心血管疾病等，若已經有這些疾病，應該好好控制。其他容易引起三高的不良飲食與生活習慣，如抽菸，也一樣會增加眼中風的危險。有凝血相關病變、青光眼及服用口服避孕藥者，眼中風的風險會提高，要多留意。

早產兒視網膜病變及柯氏症

早產兒視網膜病變

視網膜血管病變，除了常見的糖尿病視網膜病變、血管阻塞病變外，尚有許多其他與發炎、免疫疾病或感染有關疾病引起的視網膜血管炎。另外，比較主要的血管病變是早產兒視網膜病變及柯氏症（Coats Disease）

早產兒視網膜病變，顧名思義，發生於未足月的新生兒。正常視網膜血管懷孕16週由視神經處生長，到40週才會完全長到顳側視網膜最邊緣。早產兒出生後視網膜血管即停止正常發育，留下廣大無血管區。有血管及無血管交界處會出現不正常的血管結構，甚至產生新生組織血管，長入玻

璃體腔，對視網膜造成牽拉，嚴重時造成玻璃體出血及視網膜剝離。

發生早產兒視網膜病變的危險因子是出生週數及體重，週數愈小、體重愈輕，發生早產兒視網膜病變的機會就愈大且進展愈快，程度也愈嚴重。

用氧過量或血氧濃度波動大也是重要因子。懷孕週數小於 31 週，或體重小於 1,500 公克的早產兒，較易發生早產兒視網膜病變。目前各大醫院新生兒科均建有完整的眼科照會系統，對早產兒進行眼底檢查與攝像記錄。若發現初期病變，會短時間持續追蹤。一旦出現新生血管，即可能考慮治療。有效的治療方式為涵蓋無血管區的雷射，可防止新生血管生長，並使已經生長的新生血管消退。近年抗血管增生因子也被用在治療早產兒視網膜病變上，效果良好。

相較雷射，抗血管增生因子治療時間短、難度低，後遺症如深度近視等較少。對治療反應不佳，嚴重到視網膜剝離的早產兒，可採用玻璃體切除或鞏膜扣壓方式治療，但預後尚不理想。早產兒視網膜病變不論有無治療必要，仍須長期追蹤眼部各方面變化。長大後斜弱視、青光眼、深度近視等比率均比足月新生兒高，所以這是一個有長期影響的疾病。

柯氏症

　　門診中小朋友常見的視網膜血管病變，還有一種是柯氏症。這是好發於單眼的血管結構異常，特徵是局部或廣泛區域的血管滲漏、出血，造成視網膜積液，與大量黃色滲出物堆積於視網膜內及視網膜下。嬰幼兒患者的病變往往在周邊，但滲出物卻堆積在黃斑部，造成視力明顯下降。由於視網膜有大量黃色滲出物，小朋友瞳孔會有不正常光反射，有時就是因小朋友在相片中有奇怪的瞳孔反光，被父母察覺異常而就醫，才發現病變。

　　柯氏症的治療原則，是以雷射冷凍施打於異常血管處，再加上合併抗血管增生因子，以消解血管滲漏，使積液、滲出物及出血消失，療程往往需重複多次才見效果，醫師與家屬均須有耐心。黃斑部滲出物存在時間愈久，愈易轉變成纖維瘢痕組織，造成不可逆轉的視力受損。最嚴重的形態是大範圍的滲出性視網膜剝離，造成視力嚴重下降。治療方式則是先由外切開鞏膜脈絡膜，進行積液引流。有必要時會切除玻璃體，鬆解牽拉，再輔以上述雷射等方式治療。此病不僅小朋友，成年人也可能發生，門診並不少見。

　　嬰幼兒瞳孔出現不正常光反射時，除了上述疾病外，還有一個重要的病變是視網膜母細胞瘤。這是嚴重且可能雙眼發生，甚至致命的惡性腫瘤病變。單眼多部位生長或波及

雙眼的病變，背後往往有基因遺傳的因素。雖有各種治療方法可供選擇，如雷射、冷凍、電療、玻璃體注射或動脈注射的化療藥物治療等，但效果仍不佳。有許多病患須做眼球摘除，以免危及生命。

脈絡膜及視網膜腫瘤

脈絡膜及視網膜也可能發生腫瘤。腫瘤分良性及惡性，可能是原發於眼組織，也可能是由他處轉移而來。許多惡性腫瘤之所以被檢查出，是因為腫瘤轉移至脈絡膜或視網膜，造成病患視力下降，經眼科醫師診治，進一步全身檢查才發現，肺癌便是其中常見的一種；另一些是已知有其他器官的癌症，在追蹤或治療過程中腫瘤轉移至眼內使視力受損，乳癌即常屬於此形態；更有一些是腫瘤已經過治療，病患處於疾病緩解階段，卻因檢查到眼內腫瘤而確定復發。

全身性淋巴瘤會侵犯脈絡膜視網膜，另一種專門侵犯中樞神經與眼部的淋巴瘤，好發於中老年，常以眼內發炎的表徵呈現。正確診斷仰賴玻璃體細胞化驗，或採取視網膜病變處組織，觀察到淋巴瘤細胞而定。有關各種良性、惡性的眼內腫瘤，限於篇幅，僅略述如上。

遺傳性視網膜病變

問起最害怕失去的五官,失明應是多數人的首選,所以舉凡能夠讓人重見光明的醫療技術,都會備受矚目。

只是,失明的原因非常多,「遺傳性視網膜病變」(Inherited Retinal Degeneration, IRD)又稱遺傳性視網膜失養症,是重要的原因之一。這是一群先天性基因缺陷視網膜疾病的總稱,目前尚無有效療法。但其中的萊伯氏先天性黑矇症(Leber Congenital Amaurosis, LCA)卻是有辦法挽救的眼疾。這是一種早期就發病,夜視不良、眼球震顫,可致全盲的遺傳性疾病。

近10年來基因治療的研究如火如荼,2017年美國核准了全球第一個眼科基因治療藥物Luxturna,正是針對LCA患者。臨床試驗證實,利用一種腺相關病毒攜帶正確的RPE65基因,以注射方式送入病人視網膜感光細胞內,該基因會在視網膜細胞中持續製造出正確的蛋白質,扭轉疾病進展,恢復視力,這個結果令人振奮。Luxturna的成功,也是基因治療的一大里程碑,不僅眼科,其他疾病的基因治療也紛紛傳出好消息,醫學迎來基因治療時代。

遺傳性視網膜病變是一群疾病的總稱,主要是因為基因缺陷,造成視網膜錐狀細胞和桿狀細胞受影響,使視力受損

甚至失明，推估國內約有 1 萬 2 千至 1 萬 5 千多名患者。這是先天性的遺傳疾病，通常是兩眼同時發生。根據缺陷基因不同，又可分為許多表現型態，發病進程與好發年齡也不盡相同。

萊伯氏先天性黑矇症即為這群疾病中最早發病也最嚴重的一種。最早是 1989 年，一位德國眼科醫師萊伯（Theodore Leber）首度在嬰幼兒身上發現這種早發性視力喪失的疾病，同時伴隨著眼震及瞳孔反射不良，因此命名為萊伯氏先天性黑矇症。

一般人要如何意識到視力變差可能是遺傳性視網膜病變呢？因有遺傳性，所以家族中有這樣的病例，下一代就要注意。目前遺傳性視網膜病變已有約 270 多個基因被找出來，因此若有所懷疑，可至醫院抽血檢驗相關基因，提早因應。其次，夜盲也是這群疾病的主要特徵之一。如果雙眼同時都有視力下降等病變，也要注意，除非是糖尿病引起的視網膜病變或葡萄膜炎，否則通常不會雙眼同時病變。

當有懷疑時，抽血檢驗基因、安排眼科電生理檢查等，都可以診斷。電生理檢查可以區別到底是桿狀細胞還是錐狀細胞受的影響較大，判斷是哪種眼疾。愈早診斷、愈早知道，得以掌握病情的進展，如果符合基因治療的條件，可以及早安排。病友也可以及早因應日後視力逐漸變差的生活，

調整生涯規畫。例如選擇職業時，可能就要避開需要良好視覺的工作，或是提早學習點字等其他技能。

當然，得知基因診斷結果的病友也無需過度灰心，早年對此疾病束手無策，如今至少盼到了基因治療大門敞開，未來人生不必然只有黑暗一途。只要保持樂觀，人生仍有許多可能！

Luxturna 東亞成功治療首例

台大醫院眼科在 2021 年 5 月替一位當時年僅 18 歲的 LCA 病人進行基因治療顯微手術，這也是東亞第一起成功案例。治療前，病人一到晚上只能待在家裡，不敢出門；治療後，他首度獨自在夜裡踏出家門，走到便利商店購物，短短 2 到 3 分鐘的路程，卻是他人生的重大突破。

這位病人 3 歲左右就因為弱視，從診所轉來我的門診，經過一連串的詳細檢查，發現其病史及視網膜病變特徵，頗符合萊伯氏先天性黑矇症的診斷。然而，當時並無有效的治療方式，只能持續門診追蹤病情變化。還好他仍保有一定的視力，能正常上學、生活。但到了晚上，視力會明顯變差，行動受限。

隨著時間過去，他已是 10 幾歲的青年，除了夜盲困擾依舊，視力更有日漸下降的趨勢，視野也愈來愈狹窄。2018 年，台大眼科陳達慶醫師安排這位病人做基因診斷，透過一次可定序大量基因的「次世代基因定序」（Next Generation Sequencing, NGS）技術，證實他的眼疾是 RPE65 基因雙股缺陷，造成感光細胞壞死。

這位病人能否藉由剛問世不久的基因治療重獲光明？我們也很想知道。雖然當時 Luxturna 已經有商業化產品，也取得美國食品藥物管理局藥證，只是能否適用於亞洲人還得打上問號，上千萬的醫療費用也非一般人能夠負擔。

因此，台大醫院眼科尋求各方合作，以恩慈療法專案讓這位病人能在免除費用的情形下，於 2021 年 5 月接受基因治療。陳達慶醫師順利將藥物注射入病人黃斑區視網膜下，手術十分順利，2 個月後，病人就表示夜盲的情形明顯改善。隨後以電生理檢查檢視其視網膜桿細胞與錐細胞的功能，發現桿細胞的功能變得比較好，術後半年也看到視網膜上從注射點同心圓向外擴張的白點都減少了。

治療效果在半年到一年達到最高峰，之後維持在高原期，目前病人的情況穩定。也因為有了這位病人的成功案例，此一基因療法也獲得國內食藥署核准藥證，可望嘉惠更多有類似病況的患者。

護眼保健
筆記欄

[第5章]
白內障

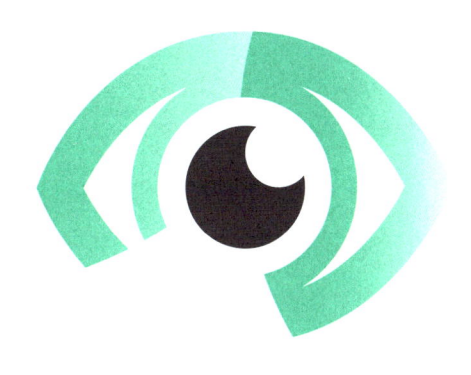

在眼睛的結構中，水晶體負責調整焦距，可將光線聚焦於視網膜上。正常情況下，水晶體是清澈透明的，且質地柔軟；隨著年紀漸長或其他外力因素，水晶體變得混濁且硬化，光線聚焦能力出現變化，因而影響視力清晰度，此即為白內障。白內障的英文名為「Cataract」，即「瀑布」之意，形容當眼睛出現較嚴重的白內障時，眼前視線一片白霧，好比被瀑布遮擋，頗為貼切。

白內障的原因與類型

白內障不只與老化有關，可依據病因分成 5 類。

1. **先天性白內障**。有些新生兒一出生就患有白內障，與遺傳或子宮內感染有關。
2. **外傷性白內障**。遭到鈍傷或穿刺等外傷使水晶體受損，破壞水晶體的完整性。這種情況還要小心是否有異物留在眼睛裡，若有異物應盡快取出，以免引起更嚴重的發炎反應。
3. **代謝性白內障**。例如糖尿病血糖控制不穩時，也會影響到水晶體使之混濁，產生白內障。
4. **續發性白內障**。例如有葡萄膜炎、麻疹、德國麻疹這些感染性疾病，或頻繁使用類固醇藥水而產生續發性的白內障。

5. **老年性白內障**。即最普遍的白內障，好發於 50 歲以上，隨著年紀愈大，水晶體自然老化所致。

此外，白內障不是只有一種類型，從型態上可分為晶核硬化型、皮質混濁型，以及後囊型白內障。

水晶體的形狀宛如一枚橢圓形的圍棋子，又像是雙凸透鏡，由外圍到中心可分為囊袋、皮質層、晶核等三部分。常見的白內障類型第一種是晶核硬化，導致水晶體變得不透明，影響光線折射。

晶核硬化時，除了視力模糊，初期還會近視變深，因為晶核硬化對光線的折射會變強，使得焦點落在視網膜前方，所以病人常感覺近視度數增加；或者是，病人本來已有老花需戴老花鏡，現在反而不用戴了，這是因為近視中和掉老花的度數，病人會覺得怎麼視力突然變好，甚至以為是「回春」，檢查後才知其實是一種白內障的變化。

第二種常見型態則是水晶體皮質混濁，有些人視物會出現眩光、光暈、畏光，或是在黑暗處感覺對比敏感度變差、視物不清。

第三種罹患後囊型白內障的病人，畏光情況尤其嚴重，病人常抱怨光線太強的地方反而什麼都看不到。另外，病人近距離閱讀時，也會明顯比看遠處時更加困難。這是因為在

強光下或近距離閱讀時,瞳孔會反射性縮小,這時候進入眼內的光線會被後囊型白內障全部擋住,視力因而變得更模糊。

事實上,白內障不一定是白色的,以晶核硬化來說,隨著病情進展,原本透明的晶核因化學結構改變,變得不透明,先是轉白,之後可能變成黃色、棕色甚至黑色。至於皮質混濁則可能會愈來愈白,有各種型態。後囊型白內障則是局部的晶體混濁,從表面可能看不出來。

白內障三種類型

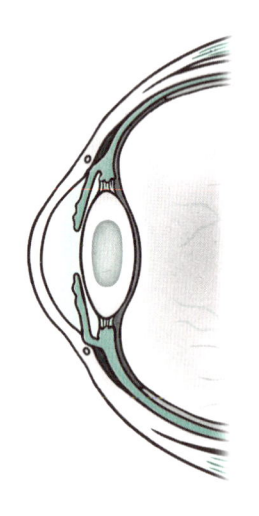

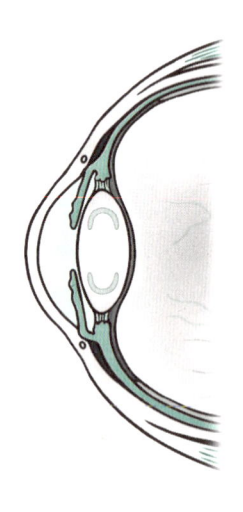

晶核硬化型白內障　　　皮質混濁型白內障　　　後囊型白內障

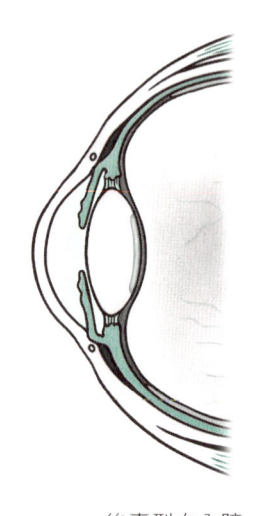

白內障不宜「放太熟」

不管何種型態的白內障,目前沒有眼藥水可以消除,只有開刀更換水晶體一途。若放任病情繼續進展,視力會愈來愈模糊,中心視力也會下降,且太晚處理難度愈高。

大家常聽到的「超音波乳化術」,即使用一定能量的超音波,將硬化的晶核震碎、乳化後吸除,如果白內障拖太久,晶核過硬,需使用更高的超音波能量才能處理,而能量過高有時會使水晶體周遭結構如角膜、虹彩等受損,因此醫師多半建議白內障不要「放太熟」才處理。

另外,白內障太熟時,不只是晶核硬化,皮質也會變白、膨脹,對前房較狹窄的病人,容易影響到周邊房水的出水孔,使得眼壓升高,引起急性青光眼發作。囊袋也會出現缺損,使水晶體內的蛋白質等物質外漏,造成眼內發炎反應,這些物質也會堵住房水出水孔,並引起發炎,使眼壓升高,這些情況都有失明危險。

白內障手術標準及時機

診斷白內障並不困難,醫師利用細隙燈檢查,即可清楚判別是否有白內障及嚴重程度。手術時機則需謹慎考量。如果是老年性白內障,當病人視力下降已經對生活造成影響,且單純是因為白內障而非黃斑部、視神經,或青光眼、角膜

等問題造成,即可考慮手術。

白內障初期對視力影響通常不大,若實際測量發現視力下降許多,要考慮是否有視網膜或其他原因,若有,應評估是否同時治療,或先治療視網膜疾病,再處理白內障。我曾不只一次接獲他院轉來的病人,開完白內障後抱怨還是看不清楚,再詳細檢查,發現原來病人的視網膜在白內障手術前就有問題。

一般建議開白內障手術的時機,是因白內障使視力比 0.5 差,且生活或工作已受影響,健保給付人工水晶體的標準則另加上年滿 55 歲的條件。雖然如此,仍有一些彈性,例如,一眼因白內障導致近視度數增加,與另一眼視差太大,但戴眼鏡又容易頭暈,此時即使矯正視力比 0.5 好,也可以考慮手術。

此外,白內障由輕到重可分為 1 到 5 級,通常第 2 級以上就可考慮手術,但也要配合病人實際生活需要及客觀視力檢測結果來考量。白內障等級判別如下:

1. 水晶體混濁輕微,對視力影響小,只有輕微模糊。
2. 水晶體混濁逐漸加劇,視力受到輕度影響,夜間視力可能變差。
3. 水晶體混濁進一步加重,視力明顯下降,日常活動受到限制。

4. 晶體混濁嚴重，視力大幅下降，只能看到物體輪廓。
5. 水晶體混濁極嚴重，視力幾乎喪失，只能感覺到光亮和影子。

至於會影響視力發育的先天性白內障，白內障摘除後，有手術植入人工晶體、隱形眼鏡或眼鏡等幾種方式矯正眼睛度數，讓視網膜接受足夠的刺激，以免引起弱視。矯正度數方式的選擇需與眼科醫師詳細討論。

白內障手術過程

更換人工水晶體手術流程如下：醫師利用前囊鑷於水晶體前囊袋正中撕下取出一片圓形前囊組織，以便於將超音波乳化器械伸進囊袋內，將其中的晶核、皮質攪碎吸出，直到水晶體只剩囊袋（完整後囊及有圓形開口的前囊）。之後注入一些黏彈劑，將囊袋撐開，並將置於特殊注射管內已摺疊的人工水晶體推入囊袋中，在囊袋內水晶體會自動張開，醫師隨後略微調整位置，使其對稱的弧形支撐腳剛好撐在囊袋四周得以固定，手術即完成。由於傷口極小，幾乎完全不會出血，也無需縫合。

白內障手術過程

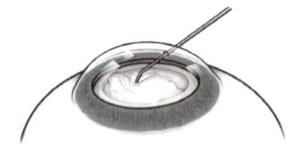

1. 在前囊袋中央撕開一片圓形組織

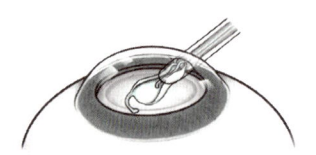

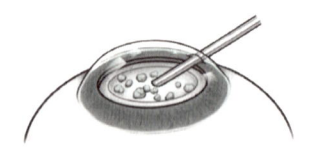

2. 利用超音波乳化器械將晶核與皮質絞碎吸出

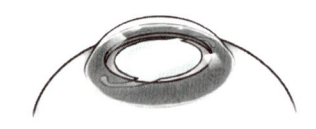

3. 以注射方式將摺疊的人工水晶體推入囊袋

4. 展開的人工水晶體有支撐腳可固定於其中

　　只是一段時間後,囊袋可能會變得混濁,由於前囊袋已有圓形開口,不會阻擋光線。後囊袋混濁時,則是所謂的「續發性白內障」,病人會感覺視力再度模糊,此時可在門診利用雷射將後囊袋打出一開口,讓光線能充分投影於視網膜,即可簡單解決此問題。

　　既然囊袋會混濁,為何不在置換人工水晶體時一併取出?這是因為保留囊袋才能將人工水晶體安置於囊袋內,之後囊袋會配合人工水晶體的形狀,將其穩穩夾在中間。

白內障手術多半在門診執行,不須太長時間即可完成。通常不用全身麻醉,只需局部神經阻斷或點眼藥麻醉。如有服用抗凝血劑類的藥物需先告知醫師。另外男性如果正在服用攝護腺肥大的藥物,藥物的副作用會使瞳孔不容易放大,而且虹彩在手術時震動得比較厲害,醫學上稱為「虹膜鬆弛」(Floppy Iris),這會增加白內障手術時的困難度,也應先告知。

飛秒雷射輔助白內障手術

白內障手術能否成功的關鍵之一,是前囊袋的圓形切口撕除是否順利。一般而言,技術好的醫師操作器械即能完成此一步驟,現在還有以「飛秒雷射」輔助的做法,即利用雷射使前囊袋產生一個圓形開口,完成的開口非常圓且對稱。圓形切口若完整,之後以超音波震動將硬化水晶體吸除時,較能確保囊袋保持形狀,不會裂開。

有經驗的醫師以手工方式也可以順利完成,不一定要倚賴雷射。但若評估病人的前囊袋不好撕除,或水晶體的懸浮韌帶不穩,用雷射確實較為精準。另一個好處是,精準的圓形切口,有助於醫師置放的人工水晶體位置處於正中。這對具矯正散光功能或者是多焦點人工水晶體尤其重要,因為位置若未居中,矯正結果會與術前計算的數值無法吻合,導致

效果不理想。

另外，飛秒雷射還可用來切割白內障，目的是減少超音波能量的使用。對於角膜內皮細胞數量本來就較少或是水晶體脫位的患者，可以減少超音波手術時對角膜或是水晶體韌帶的傷害，但還是無法完全取代超音波乳化術。

人工水晶體該怎麼選？

決定要動白內障手術後，就會面臨要選擇哪種人工水晶體的問題。目前自費的品項非常多，民眾常會陷入「選擇困難」。要強調的是，每個人的眼睛條件及用眼習慣不同，並非所有人都適合選用自費人工水晶體，且各種人工水晶體的功能也不一樣，應事先了解自身需求再決定，畢竟白內障手術多半只有一次機會，二度更換不是那麼簡單，手術風險也會增加。

健保給付的人工水晶體屬於球面、單焦點，可提供良好的視覺功能，臨床觀察，民眾使用的滿意度也很高。

至於自費的品項，依照功能，大致區分為非球面、散光矯正、多焦點或延焦段這幾項。每種選擇都可以再加上抗藍光片，就是俗稱的「黃片」，也可單獨使用抗藍光片。黃片的功能主要是過濾藍光，一般認為可保護黃斑部，不過黃片看出去的世界，顏色會稍微偏暗一些，所以也有人不習慣。

現在人工水晶體都有抗紫外線功能，是否需要配黃片端視個人需求。

多焦點人工水晶體意指同時接收不只一個焦距的影像，通常都是雙焦或三焦。這樣的人工水晶體，會設計成在水晶體不同位置有不同的焦距，分別用來看近或看遠。延焦段人工水晶體則是使用特別的光學設計，將「焦點」延伸成「焦段」，拉長眼球的景深。這兩種水晶體都可減少對老花眼鏡的倚賴，但也都有一些潛在的缺點。

若術前對焦段的選擇與實際用眼時的配合不好，病人看遠看近都會不清楚。此外，多焦點人工水晶體等於將光線分成 2 至 3 部分，一部分用來看遠，一部分看近，亮度可能不如單焦來得好，閱讀時環境光源可能要加強。除了光源分散與光損的問題之外，失焦影像也可能造成干擾，甚至有夜間眩光的問題。延焦段人工水晶體是拉長眼球的景深，因此比較不會有失焦影像干擾的問題，但因為景深拉長的距離有限，矯正老花的效果不如多焦點來得好，而且也會有光源分散及光損的問題。因此多焦點或延焦段人工水晶體需要一些適應期。如果是視網膜黃斑部有病變者，或青光眼患者，本來視線就比較暗，多焦點又會將光線分散，導致更暗。因此，黃斑部開過刀或有黃斑部病變，不管是老年性、黃斑部增生膜、黃斑部裂孔等，都應謹慎使用。

有些人使用多焦點或延焦段水晶體後，才發現效果不如預期或適應困難，若想再次手術更換其他人工水晶體，技術上雖可行，但是風險也會增加，因此手術前一定要考慮清楚。

　　至於非球面人工水晶體的優點則是讓視覺品質更好。我們的水晶體是球面弧度，對視力品質來說卻不一定好，這是因為球體邊緣的焦點與中心部位的焦點其實是不一樣的，光線從中央進入時，聚焦比較偏後方；光線從周邊進來，聚焦則位於前方，也就是說，在球面弧度下，光線不是單一點落到視網膜上，而是一大束光線進來，一部分在視網膜後，一部分在中間，一部分落在前面，這種情形稱為「球面像差」。一般來說這樣的差距不至於影響我們的視力，因為一般人的瞳孔大小適中，大部分都是利用眼睛中央視物，視網膜周邊被瞳孔遮住了；但如果是瞳孔很大的人，或到了晚上瞳孔比較放大，視網膜周圍也會顯露出來，因為球面像差的緣故，比較容易感到模糊或眩光。

　　因此，白內障手術若採用非球面的人工水晶體，就可讓所有進入眼睛的光線都聚焦在同一點，提高對比視力，提供更清晰的影像，此優點在夜間尤其明顯。但非球面水晶體若未置於正中，這項優點反而成為缺點。所以當病人的水晶體囊袋不完整，包括前囊撕得不完整或是水晶體韌帶有缺損，人工水晶體有位移可能時，應謹慎使用非球面人工水晶體。

不同類型人工水晶體特性比較

類型	單焦點（健保）	單焦點（自費）	多焦點	延焦段
非球面	X	V	V	V
過濾紫外線	V	V	V	V
加購抗藍光	V	V	V	V
矯正遠近視	V	V	V	V
近距離視力	★	★	★★★	★★
中距離視力	★	★	★★	★★★
遠距離視力	★★★	★★★	★★★	★★★
夜間視力	★★	★★★	★	★★★

對於有近視、散光或老花眼的人來說，如果要更換人工水晶體，多半希望可以一併矯正度數，最好不要戴眼鏡。手術前，可與醫師好好討論，依據眼睛條件、工作及生活型態、用眼習慣，計算出應該放置幾度的人工水晶體、保留多少度數等。例如較常從事近距離工作，就盡量把度數調到以看近為主，看遠雖然模糊一些，但不至於造成困擾。

也有人會考慮一眼用來看遠，一眼用來看近，但兩眼會有視差，需要適應。如果希望術後看遠看近都不用戴眼鏡，也可以考慮選擇多焦點或延焦段人工水晶體。不管是使用哪一種人工水晶體，手術前都應該跟眼科醫師好好討論，不是愈貴就是愈好，而是應該了解哪一種比較符合自己的需求。

小故事：苦於白內障的印象派大師莫內

全世界最有名的白內障病友，恐怕就是莫內了。身為印象派繪畫大師，他對色彩的運用及光影的捕捉已達爐火純青的境界，然而在晚年，他的畫風丕變，用色也一改先前的色彩繽紛，轉為模糊暗沉，這樣的改變據信與他罹患白內障、視力大為減弱、辨色力也出問題有關。

1840 年出生的莫內於 1912 年診斷出白內障，當時有些藝術家朋友白內障手術失敗，他因此害怕退卻，直到 1923 年才鼓起勇氣手術。當時的手術是將混濁的水晶體取出，尚未發明人工水晶體植入，手術後還需平躺多日不動才能讓傷口癒合。

可惜術後他的視力還是不佳，更曾抱怨手術後只能看到無窮的藍色、紅色，黃色完全消失，讓他倍感沮喪。白內障對這位印象派大師乃至於人類藝術史的影響，十足深遠。

白內障術後合併症

雖然白內障手術成功率達 95% 以上，但術後還是可能出現一些合併症，應仔細留意。最常見的是水晶體後囊逐漸混濁，視力再度模糊。如前所述，此時在門診以雷射將後囊袋打開一個洞，讓光線透過即可。

另外，也有人手術後才發現度數不對，或是懸浮韌帶鬆掉導致人工水晶體偏移，甚至整個掉到視網膜上，此狀況可能需要再動一次手術，將偏移的水晶體歸位。已經位移掉到視網膜的水晶體則要想辦法取出，再更換新的水晶體，予以固定並縫合。二次手術比較困難，多半不希望走到這一步。

最可怕的併發症則是細菌感染引起眼內炎，雖然發生機率不高，但因為白內障是最常見的眼內手術，所以醫學中心眼科還是偶爾會接獲這樣的病例。引起的原因多半是不慎將病人眼皮或睫毛上細菌帶入眼內，或包材管線未徹底消毒等。除了給予抗生素治療，有時還需安排玻璃體切除手術，處理起來頗為棘手，甚至有失明可能。

眼內炎不一定會在手術後 1 至 2 天就出現，一週內都要注意是否有突然疼痛或視力模糊的現象，一旦發生應盡快就醫，愈早處理，恢復的機會愈高。黴菌或某些特殊菌種引起的眼內炎症狀出現慢，可能遲至術後數週或 1 個月以上才會感知，治療也很棘手。

視網膜裂孔則是較為嚴重的併發症,這是因開刀時不慎發生後囊袋破裂,使後面的玻璃體突出玻璃體腔,與前方組織沾黏,產生發炎以及對視網膜牽拉的反應,造成視網膜水腫、視網膜裂孔,甚至視網膜剝離。

此外,超音波乳化時,因為能量很強,溫度提高時可能傷到角膜或虹彩,不過發生機會很低。

即使手術都很順利,還是可能會在不明原因下出現一些化學反應或發炎反應,造成黃斑部水腫,解決方式是點眼藥壓制發炎反應或是施打類固醇。

這些手術後的合併症不一定會出現,發生的機率也不高,一旦發生請務必盡快回診,把握治療時機。

白內障術後視網膜剝離

雖然現今白內障手術十分普遍,成功率也很高,但手術後發生視網膜剝離的機會比一般人高出數倍,有深度近視者機會更高。這是因為,我們將有一定體積的水晶體拿掉以後,在同一空腔放入一個扁平的人工水晶體,使剩餘空間變大,玻璃體活動空間同時變大。

術後玻璃體的基本成分也較易流失,加速玻璃體退化,這些因素導致視網膜受玻璃體牽拉程度變大,易造成周邊的視網膜裂孔,發生視網膜剝離。

人工水晶體之所以要設計得比原本水晶體小，甚至可以摺疊，是為了方便手術的進行，讓醫師能利用手術導管將人工水晶體置入眼內。

為了減少視網膜剝離風險，動白內障手術前要詳細檢查視網膜，包括黃斑部及周邊視網膜，周邊視網膜如果有格子狀變性等退化，會更容易產生視網膜剝離，需考慮術前施行雷射，以為預防。

白內障是否可避免？

老年性白內障主要是老化引起，無法預防。其他包括抽菸、糖尿病、高度近視，都會使白內障容易產生。長期點含類固醇成分的眼藥水、經常暴露於紫外線、有眼內發炎疾病（如葡萄膜炎）、眼睛開過刀、曾受外傷等，也會促成白內障形成。

至於使用 3C 產品時間太長，是否會提早發生白內障？理論上眼睛接受到太多藍光的刺激，確實會比較容易形成白內障，若同時有高度近視，是有可能提早發生，但目前並無實際研究證據。相較於藍光還未有定論，前述抽菸等危險因子是更為確定的因素，應該避免。

小故事：白內障手術的歷史

在人類歷史上，白內障曾經是導致失明的頭號原因，因為只要年紀夠大，人人都逃不了白內障的產生。為了解決這個普遍的眼疾，東西方醫學史上都曾記載過許多醫師的不同嘗試。然而，確認可將水晶體取出，以人工水晶體取代的方法，竟然與二次世界大戰有關！

二次世界大戰時，英國飛行員戈登．克里佛（Gordon Cleaver）的眼睛被噴發的壓克力碎片擊中，視力因此受損，但是這些碎片留在他眼裡 10 多年，竟然沒有引起更嚴重的問題。當時一位英國眼科醫師哈羅德．瑞德利（Harold Ridley）教授觀察他的狀況，推測也許有些材料在眼睛內不會發生發炎反應，進而聯想到利用這樣的材料，取代水晶體的屈光功能，應該會是很好的治療方式。1949 年 11 月 29 日，他替一名白內障病人植入全球第一枚人工水晶體，正是源自於克里佛這位眼內殘留碎片飛行員的啟發，奠立了醫學史上的里程碑。

另外，中國古書上曾記載「金針撥障術」。方法是用一根金針，將成熟的水晶體直接撥到其後的玻璃體裡，雖然少了水晶體的聚焦，視力會轉變成遠視 1,000 度，可是至少看得到。金針撥障還會有種種問題，例如會傷及水晶體，使裡面的化學物質漏出，在眼球內引發眼壓升高或傷及視網膜等負面影響，所以當然不是很好的處理方法，但足見古人很早

就知道白內障會妨害視力，才想出了移除水晶體的辦法。

醫學演進到後來，曾經有一段時間是採用**囊內摘除法**。在角膜上方輪部（角膜與鞏膜交接處）開一個較大的傷口，將整個水晶體的晶核、皮質，連同囊袋擠壓出來，還需施打一些酵素物質將與水晶體相連的懸浮韌帶消融。在尚未發展出縫線縫合傷口前，手術後病人得一直躺在床上不動數月，一旦移動或用力咳嗽，就可能前功盡棄甚至失明。隨著縫線及手術器械的進步，囊內摘除法一度被廣泛採用。這裡所謂的囊內摘除，是指水晶體移除時，晶核相對於晶體囊袋的位置而言。

許久以前，一部卡通「小英的故事」就描述了這樣的情節。劇中的爺爺因白內障失去視力，又因為有支氣管炎，擔心手術中突然咳嗽功虧一簣，多年來寧願摸黑也不敢動手術。但他實在太渴望見到久別重逢的孫女，終於決定鼓起勇氣開刀，當然劇中的結局也是美好的。當然這已是好幾十年前的情況。隨後醫學又進展至劃開前囊將晶核擠出、皮質吸出，再置放人工水晶體的**囊外摘除法**。

在超音波問世後，白內障手術更進階了。1967 年**超音波乳化術**發明，醫師利用超音波將水晶體晶核搗碎再吸出，只需要開一個小傷口。且後續研發出的人工水晶體輕巧扁平，還可摺疊，所以傷口更小，已不需縫連線。我在學醫及行醫生涯過程即有幸經歷此三階段。醫學的進步，令人讚嘆！

護眼保健
筆記欄

[第6章]
角膜構造及相關眼疾

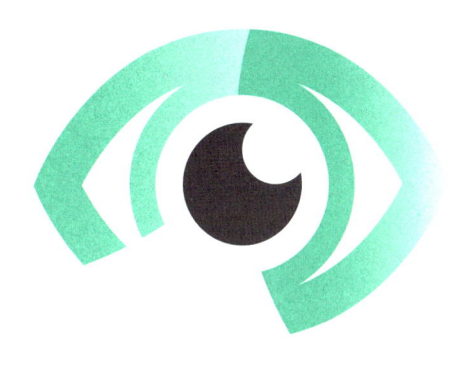

- 角膜構造與常見疾病 　　169

- 乾眼症 　　178

- 近視與矯正近視的方法 　　183

- 散光（亂視） 　　192

- 遠視、弱視、斜視 　　193

- 老花眼 　　196

角膜構造與常見疾病

在眼睛這部「照相機」中，角膜位於眼睛最前方，角色約等同於鏡頭，負責將光線聚焦入眼。眼睛的這種「屈光」功能，主要由角膜及水晶體共同完成。

本書一開始我們有提到，角膜不僅無角，還十分平滑，構造也很精密，由外而內大致可分為 5 層。最外層是上皮細胞層，此層與其下的基質層間有一層薄薄的前彈力層，又稱鮑曼氏膜（Bowman's Membrane），幫助角膜表皮的穩固。角膜中間的基質層，也稱固有質（Substantia Propria），是角膜最厚的一層，構成其主要成分的膠原纖維，排列成非常整齊的多層薄片，使角膜得以清澈透明。再往內則是後彈力層，又稱德斯密氏膜（Descemet's Membrane），內層細胞定錨於此，由內層細胞基底膜構成。最內層則是單層結構的內皮細胞層，負責將水分從基質層送入前房，以維持角膜的清澈。正面看則大致分中央角膜，周邊角膜，以及與鞏膜結膜交接的輪部（Limbus）。輪部含有提供角膜表皮新生的幹細胞，若被破壞至某一嚴重程度，如遭化學藥物灼傷，角膜表皮即無法再生，角膜隨即會潰瘍、穿孔。

角膜構造圖

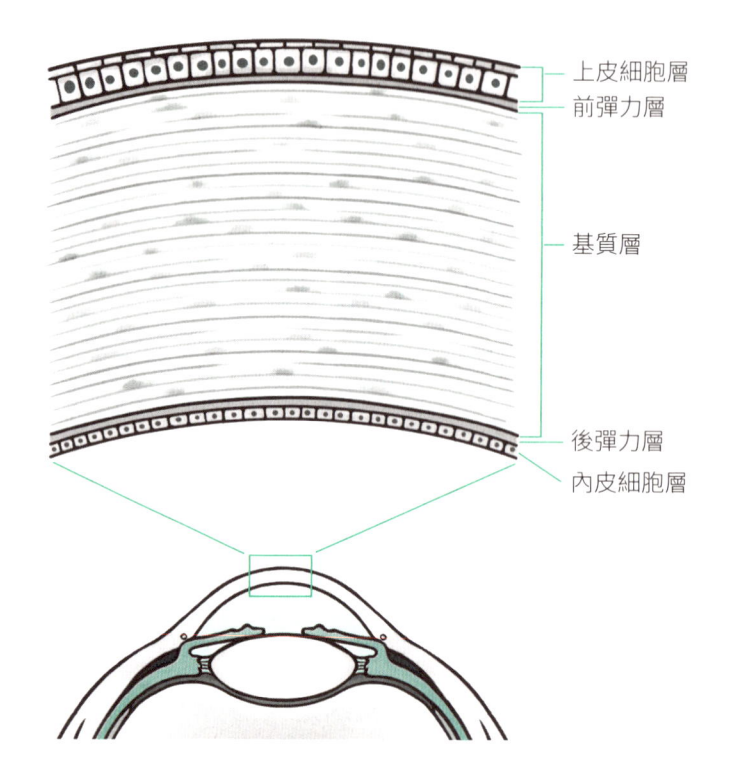

- 上皮細胞層
- 前彈力層
- 基質層
- 後彈力層
- 內皮細胞層

角膜最怕感染、發炎

角膜最常見的問題就是感染、發炎。各種細菌、病毒、黴菌都可能造成角膜感染,如果侵犯到基質層,就會形成更嚴重的角膜潰瘍,延誤治療的話甚至會角膜穿孔。

治療通常需要做細菌、黴菌或病毒的培養,再針對病菌

種類給予治療藥物，例如黴菌感染給予抗黴菌藥物，細菌感染給予抗生素等。在培養結果尚未出來或培養結果為陰性時，有時醫師會依據角膜潰瘍的特徵與臨床病史，來判定感染源屬於哪一類，給予依臨床經驗預期較可能有效的抗生素（經驗性抗生素）治療，例如某些疱疹病毒引起的角膜炎，會出現如同樹枝狀的典型變化，無需等病毒培養即可使用抗病毒藥物治療。

比較嚴重且治療困難的角膜感染，是黴菌感染及阿米巴原蟲感染。阿米巴原蟲多半與接觸到不潔的水質有關，常發生的情境是，病人角膜本來有些破皮，又在水質不潔的地方游泳，因此不慎感染；或是隱形眼鏡受汙染，如以自來水洗眼鏡或配戴隱形眼鏡去游泳。這種原蟲感染治療較為棘手，要特別小心。

另外，我們的角膜本身有一定的防護能力，但若配戴隱形眼鏡時間過久或清潔不當，使角膜缺氧、表皮受損，此時如有病菌入侵，也容易造成感染。

有一些角膜潰瘍則是非感染性引起，與角膜感覺神經遲鈍或完全沒有感覺有關。因為角膜感覺神經是由第 5 對腦神經（即三叉神經）來支配，若第 5 對腦神經受損，角膜感覺神經也會變得遲鈍，缺乏回饋機制，角膜受傷無知覺，容易惡化為角膜潰瘍。

急性結膜炎

結膜是與角膜相連的半透明組織,覆蓋在眼白(鞏膜)上。角膜本身並無血管,結膜則有血管分布,當發生急性結膜炎時,最典型的症狀就是結膜血管充血、眼睛發紅、分泌物變多等。

急性結膜炎通常是病毒引起,有時合併上呼吸道感染症狀,多在公共場所被傳染,會在人群和家人中互相傳染。發病時眼睛結膜充血變紅,特徵是充血未波及角膜周邊的輪部,這與眼內發炎會有輪部充血的情況不同。若感染嚴重而影響角膜,使表面出現點狀上皮損傷時,則稱為角結膜炎。所幸病毒性角結膜炎多數看似嚴重,但病程通常可在一週緩解,多半無大礙。治療上並無特效藥,醫師通常開立抗組織胺或類固醇藥水,必要時再加上抗生素防止細菌感染。較麻煩的是,嚴重發炎時結膜上會形成一層偽膜,症狀會加重且持久,需翻開眼皮檢查並清除之,否則不易痊癒。

結膜炎也可能是細菌引起,例如早年常見的砂眼,即由砂眼披衣菌引起,雖然台灣現在已無砂眼流行,但門診還是偶爾可見。砂眼也會造成結膜充血,引起特殊的濾泡反應,還會侵犯角膜上皮細胞,造成流淚、畏光、疼痛等症況,治療上以系統性與局部抗生素藥膏為主。

眼翳病

民國初年思想家胡適有一篇散文被收錄在中學課本裡，題名為〈母親的教誨〉，文中提到：「我跪著哭，用手擦眼淚，不知擦進了什麼黴菌，後來足足害了一年多的眼翳病，醫來醫去，總醫不好。」雖然胡適得的恐非真的眼翳病，但許多人是因為這篇文章才得知有所謂的「眼翳」。其實這是滿普遍的眼疾，門診中不時可見。眼翳在醫學上又稱為「翼狀贅片」，發生原因與紫外線的過度曝曬有關，經常在大太陽底下工作的農夫就是好發族群。

翼狀贅片好發於鼻側或顳側的結膜，多呈尖端朝向角膜的三角形，但往往跨過輪部影響角膜。除了外觀不佳，以及有異物感外，更可能造成角膜表面不平、淚液分泌不均。淚液不足處的角膜容易發炎、破皮，嚴重時會影響視力。若症狀或病變嚴重，可以考慮手術將其刮除，然而刮除後仍可能再發。若反覆發生，可選擇將特定的抗癌化學藥物，短暫浸泡於病變處，降低復發機率，但須注意處理過當可能產生難治療的鞏膜潰瘍後遺症。

預防上應注意防曬，戴太陽眼鏡或護目鏡保護眼睛。

角膜破皮可能重複發生

角膜表皮破損時，因表皮神經暴露，患者會非常疼痛，

且出現眼睛發紅、畏光、流淚、視力模糊等症狀，導致眼痛難當而奔赴急診。還好角膜破損雖然痛，但多半沒有大礙，因為角膜上皮具有自我修復功能，角膜上皮細胞約5到10天就會更新，所以一段時間後傷口會慢慢癒合。

角膜表皮受傷，有時只是不經意造成的，例如紙片不小心劃過眼睛。若不嚴重，通常使用醫師開立的眼藥水，過幾天傷口就會恢復。然而有些人發生過一次以後，之後每隔一段時間，即使並無再次受到外傷，卻在相同位置又重複發生表皮破損。例如不過是睡了一覺起床，眼睛張開，就發現眼睛劇痛、角膜破損。究其原因，是因曾受傷的角膜表皮無法好好完整穩固的附著於鮑曼氏膜上面，因黏著不緊，常常容易脫落。也可能病人有基因或角膜的退化性病變，使得基底膜呈現不健康的狀態。

另外，動過角膜移植手術的病人，以及有代謝性疾病，例如糖尿病患者，也屬於容易反覆發生角膜破損的族群。角膜破皮時，初步可給予一些潤滑劑如人工淚液，以保護角膜。同時開立止痛藥、抗生素，預防細菌感染。

角膜破損反覆發生、不易癒合的病人，可以在角膜受損的鮑曼氏膜處施打雷射，使該部位形成很輕微的結痂反應，與角膜表皮得以緊密連結，此處輕微結痂不會影響視力。

在尚未發展出雷射治療前，醫師是用很細的25號針頭

（內徑 0.51 毫米）穿刺入角膜的鮑曼氏膜，目的是利用很小的傷口刺激角膜細胞重新生長，且讓細胞長得比較好。

　　角膜表皮經常破損者，平時可使用人工淚液保護角膜，減少再發。也盡量避免配戴隱形眼鏡，若需要配戴，時間不宜過久，且須保持清潔。

　　角膜病變若發生在角膜中間，則對視力影響大。有些病變如角膜變薄或者退化、潰瘍，局限在角膜周邊，有可能是反映身體其他的疾病，所以發現角膜周邊病變時，應了解是否有其他全身性疾病導致此一變化。

圓錐角膜

　　正常的角膜形狀從側面看應該是弧形，圓錐角膜則是角膜向前突出，形成錐形。而錐形突出的頂點不一定在角膜正中。圓錐角膜的原因可能是先天性的，如結締組織的先天異常，或再加上後天過度揉眼的外力因素。有些視網膜遺傳病變也會合併此症，雷射近視手術後因角膜太薄也可能使角膜往外凸出。

　　圓錐角膜造成的問題主要是不規則散光及近視度數加重，輕中度者可以配戴軟式或硬式隱形眼鏡來改善視力，但隱形眼鏡的配戴，本身對於突出的角膜並無矯正壓平的效果。但如果情況持續惡化，角膜持續膨出，可採用角膜交聯

手術，先刮除一些角膜上皮細胞，滴入維生素 B2 溶液讓角膜組織吸收，之後使用紫外線照射角膜，促使角膜結締組織變得較為穩固，不再膨出，避免持續惡化到要進行角膜移植。因手術需要刮除角膜上皮細胞，術後較易感到疼痛，因此也有人研發不刮除上皮細胞的方式，效果稍差，相關研究正密集進行中，但並非所有病患均適合此方法治療。角膜太薄、角膜結痂、嚴重乾眼症等即不適合。若交聯手術也不見效，角膜持續膨出合併厚度變薄，就可能需要做角膜移植手術了。

角膜水腫

角膜內皮細胞雖只有薄薄一層，卻是十分重要的角色，具有「排水」這項功能。眼內液體會從前房進入基質層，如果角膜內皮細胞出問題，無法將液體排出，基質層無法維持透明，角膜就會混濁、水腫，角膜表皮就更容易脫落、破損。

事實上，內皮細胞功能不佳導致角膜水腫，正是角膜移植最常見的原因之一。內皮細胞健康與否，可藉由儀器檢查不同區域的內皮細胞密度來決定。一般而言，若中間區密度每平方毫米小於 1,000 就要注意；每平方毫米小於 500，幾乎都會角膜水腫，已達須接受角膜移植的程度。

角膜內皮細胞出問題時，會導致視力不佳、視物模糊，且通常是兩眼同時發生。但因為沒有特殊的治療方式，只能

持續追蹤，嚴重時則必須移植角膜。

角膜移植手術

在眼睛所有構造中，除水晶體混濁可更換人工水晶體外，角膜是唯一可以採用「異體移植」方式回復功能的部位。如果角膜嚴重受損，還有角膜移植這最後一道防線可以挽救視力。

角膜移植的前提，是要有足夠的捐贈角膜。過去很長一段時間，台灣病人所需的眼角膜多數是從國外進口（如斯里蘭卡或美國），長途運送的顛簸有可能影響角膜品質，且受贈者還需支付國外眼庫費用。近年來角膜移植發展迅速，尤其衛福部委託台大醫院於2013年成立「國家眼庫」後，有效提升國人角膜捐贈量及使用效率。不同於心臟、肺臟或肝臟這些器官，從大愛捐贈者身上取下後，必須盡速移植到受贈者身上；眼角膜經由適當的處理，可保存在眼庫內一段時間，更便於利用。

除了保存上有大幅進步外，角膜移植的技術也與早年有很大的不同。過去多半採取角膜全層移植，將病人混濁的角膜做環狀切割後移除，再將捐贈角膜移植上去，縫合完成。近年來最大的突破是角膜可以「分層使用」，病人需要哪一層就移植哪一層，不需要全層移植，可將排斥機率降到最低，

也能保留病人自己的部分眼角膜,更有助於視力的恢復。

例如,當病人的角膜只是表皮或基質受損,內皮細胞仍然完好時,只需要做前層角膜移植;若病人是內皮細胞出問題,也只需要將捐贈角膜的內皮細胞層移植過去。

角膜移植成功率平均達90%,大部分病人視力會較手術前改善,但有散光的後遺症。因為角膜經由手術縫合,各方向張力多少有所出入,角膜不可能會達到天然的形狀,大多數會有不規則散光。解決之道為戴硬式隱形眼鏡矯正,或於白內障手術時做部分程度的矯正。

乾眼症

許多人都有眼睛乾澀的經驗,懷疑自己是否有乾眼症。

事實上,國際知名的乾眼症工作坊(Dry Eye Workshop, DEWS)報告書第二版,對乾眼症的定義是多因子疾病、淚水失去衡定並帶來眼睛的症狀。

覆蓋在角膜外層的淚膜其實包含三種成分,從外而內分別為油脂層、水液層、黏蛋白(Mucin)層。油與水均勻分布在角膜上,才會讓整個淚膜層保持完整。其中,淚水從淚腺分泌,油脂則主要是從眼瞼板的皮脂腺分泌,其重要功能在於減緩淚水的蒸發,使淚水保持穩定。如果缺乏這層油脂,

再多水分也難以保持均勻。同時,淚水品質不穩定時,也可能帶來眼表的發炎與組織破壞。

接下來我們討論兩種最常見的乾眼情況:**眼睛缺水和油脂異常。**

首先,什麼情況眼睛會缺水呢?當淚腺受損或老化,淚水分泌可能不足。臨床上較嚴重的患者可能是患有免疫系統疾病(如乾燥症)、淚腺長腫瘤、動過眼部手術,或長期點用眼藥等,使淚腺功能受到破壞。

小辭典

乾燥症

乾燥症是一種全身性的自體免疫疾病,患者因自身免疫失調導致眼淚分泌減少,容易眼乾,也會因唾液減少容易口乾、鼻黏膜乾燥容易流鼻血、呼吸道乾燥容易乾咳等。在治療的選擇上,主要以類固醇或免疫抑制劑來壓制免疫反應,例如奎寧就是常用的藥物。但此藥有一項較大的副作用,會對黃斑部附近的感光細胞造成影響,且有累積的效應,因此若長時間用藥,易造成感光細胞不可逆的退化。所以,雖然此藥對免疫疾病效果良好,且全身性副作用很小,使用此藥仍要非常小心。若須服用,建議每年檢查一次視網膜,若服用超過 5 年,更須小心使用,盡量減低使用劑量較穩妥。

至於油脂異常造成的乾眼症，也有人稱「瞼板腺功能異常」（Meibomian Gland Dysfunction, MGD）。根據2011年〈國際瞼板腺功能異常研討會報告書〉定義，瞼板腺異常是一種慢性的瞼板腺阻塞或油脂分泌質量的改變。瞼板腺的功能受到個人老化、荷爾蒙變化影響，也受到外在刺激如眼部用藥、工作型態（如長時間近距離用眼導致眨眼次數太少）等影響。

> **小辭典**
>
> **瞼板腺**
>
> 又稱麥氏腺（Meibomian Glands），是一種存在於眼瞼中的特定腺體，主要功能為分泌油脂於眼睛表面，防止淚液過快蒸發。

乾眼症檢查方式

當自覺眼睛乾澀時，不一定真的是乾眼症，臨床上有數種檢查方式，例如淚液分泌檢查。這是以試紙放置於眼瞼結膜處，5分鐘後觀察測量試紙因淚液而變色的長度，藉以評估淚液分泌的情況；眼科醫師以裂隙燈檢查，也可以檢視淚液層在眼皮上的高度是否正常，分布在角膜表面的淚液是否均勻，不會短時間即破裂；此外還可檢查眼皮內側瞼板腺的

皮脂腺出口是否阻塞。若瞼板腺開口處血管充血，或有一些黃色黏液、乳白色小顆粒等，表示油脂腺功能異常或開口阻塞，眼科醫師會予以適當處置，以保其通暢與清潔。

乾眼症影響層面其實很廣，因為眼睛乾，常見症狀包括眼睛疲勞、有異物感，部分病人會出現角膜破皮，甚至潰瘍、細菌感染。較為嚴重的話甚至角膜變薄、穿孔。輕重程度不等的病人在眼科門診十分常見，多半症狀繁多且抱怨連連。

乾眼症治療方式

治療方面，醫師通常會根據乾眼症檢查後的輕重程度給予不同的處置。可略分為物理性保養與藥物手術治療兩大類。物理性保養，可參考下列日常保養重點：

1. 熱敷眼睛。若經常瞼板腺阻塞，可勤加熱敷眼睛。有時因淚液分泌不平衡，眼角分泌物較多，一覺起來眼睛甚至被黏住，這時可適當清潔去除這些分泌物後，再進行熱敷。
2. 常眨眼，幫助油脂管腺暢通。
3. 空間太乾燥或直吹冷暖氣，會讓眼睛更不舒服，應避免，同時保持室內或工作區適當濕度。

在藥物治療的部分，若患者有缺水型乾眼，會建議使用人工淚液濕潤眼睛，有些人工淚液含有防腐劑，若需頻繁使

用（例如每天超過 4 次），建議選擇無防腐劑的單支包裝，開封後無論用完與否，於 24 小時後均不再使用。若人工淚液治療效果不足，亦可使用黏稠性更高的人工淚膠或淚膏，或醫師可能開立其他非人工淚液的藥物。

除藥物使用外，針對淚水分泌不足的患者，可採取淚小管栓塞術，以手術方式將淚小管暫時或永久性栓塞，減緩淚液經鼻淚管排出的速度，讓淚水能在角膜停留久一點。當角膜已嚴重破皮、疼痛，部分情況可短期配戴治療型隱形眼鏡以減緩症狀。若角膜破皮嚴重、不易癒合，甚至需暫時性將部分上下眼皮縫合，以達到治療效果。

另外尚有自體血清療法。抽取病人自身血液後，分離出血清並做適當處理，製成點眼藥水，因血清內含有表皮生長因子且近似於淚液的成分，能幫助修復受損的角膜。但此類血液製劑藥水不含防腐劑，應冷藏保存，並在一定的有效時間內用完，以避免變質或汙染。

若是油脂分泌異常引起的乾眼症，須針對其病因治療，例如以抗生素抑制眼瞼發炎，另針對油脂腺體功能改善。目前已有儀器可協助瞼板腺功能改善，例如熱脈動治療儀，藉由熱能配合按壓，疏通瞼板腺，讓油脂溶解排出。皮膚美容常用的強脈衝光，也可運用在瞼板功能異常的乾眼症治療上，利用脈衝光產生的熱能，達到改善油脂腺分泌的效果。

總結來說，乾眼症是多因子疾病，缺水與油脂分泌異常為大宗。部分病因可以物理方式改善，如熱敷、眨眼、維持環境適當濕度等。若有症狀建議就醫，請醫師建議治療方向。除日常保養外，必要時須合併使用藥物或手術達到最佳治療效果。

近視與矯正近視的方法

台灣近視率高居世界第一，連帶使得近視手術發展蓬勃。我們的眼睛可以靠手術改變角膜或水晶體的屈調力，達到消除近視度數的治療效果，因此近視手術又可分為角膜屈光手術與晶體屈光手術兩大類，以下分開討論。

角膜屈光手術

近年來角膜屈光手術均以雷射執行，因此又被泛稱為雷射近視手術。經過多年發展，目前在台灣最常見的幾種手術方式包括PRK（Photorefractive Keratectomy）、TransPRK（Transepithelial PRK）、LASIK（Laser-Assisted in Situ Keratomileusis）及KLEx（Keratorefractive Lenticule Extraction）。

前述角膜屈光手術的共通點是以切削角膜組織以改變角膜弧度，消除近視度數，因此選擇角膜屈光手術的前提是角

膜的條件必須符合手術要求。手術前會將受術者眼睛的光學條件（包括需要削減的屈光度數、角膜的厚度與弧度、瞳孔大小、矯正視力等）測量清楚，經過精密計算，得出必須削切的角膜厚度並判斷對其本身是否安全可行；同時，須確定受術者無不適合手術的情況，如角膜厚度不足、角膜弧度異常（如疑似圓錐角膜），或本身具有其他疾病不適合進行角膜屈光手術。

PRK 是以機械方法、酒精或雷射除去角膜上皮後，以準分子雷射進行角膜重塑；TransPRK 則是同時使用準分子雷射削去角膜上皮，並在基質層進行角膜重塑，改變屈光度。PRK 或 TransPRK 均會除去角膜表皮，造成角膜神經暴露，受術者術後較易感覺疼痛，所以手術後要短暫配戴隱形眼鏡改善症狀。此外，削平的角膜在恢復過程中，部分受術者可能產生發炎結痂反應，引起基質混濁而影響視力品質。

LASIK 則是先以環刀或飛秒雷射，製造包含角膜表皮與淺層基質的一片皮瓣，再針對角膜基質處施打準分子雷射，重塑角膜後，再將皮瓣蓋回原處。因 LASIK 術式中角膜表皮只有環切而非大範圍去除，術後的疼痛感相對 PRK 或是 TransPRK 要來得少。但日後角膜皮瓣可能因外傷而有移位風險，也可能因角膜環切影響到眼表面神經功能，產生乾眼後遺症，所以本來有顯著乾眼症的病人較不適合。

近期的 KLEx 手術包括 SMILE、SMILE PRO、CLEAR、SILK 和 SmartSight 等各家不同的技術與術式名稱。此類型角膜屈光手術的共通點，是不再做角膜皮瓣，以飛秒雷射在基質層內切割出想要切削的透鏡組織，然後在角膜開一個小傷口，以顯微器械將角膜內已切割、形似透鏡的薄組織完整分離取出，藉此改變角膜弧度，矯正度數。

上述手術方式各有優缺點，PRK、TransPRK、LASIK 能夠處理的度數範圍較廣；而 KLEx 則是傷口較小、術後疼痛低，也較無角膜皮瓣位移風險。手術後的成果滿意與否，需要縝密的術前規劃、平順的手術執行，以及良好的術後照顧。例如有些人因為術後乾眼問題而困擾，或是因夜間眩光而難以開車等，務必審慎考量後再決定。

至於做了角膜屈光手術後，長遠來看是否還有其他影響？首先要提醒，若本來是高度近視者，動了雷射近視手術後一樣還是高度近視族群，已經變長的眼軸不會「逆轉」，所以千萬別以為動完近視手術後就沒事，應定期追蹤視網膜的健康狀況。

此外，做過角膜屈光手術的人，因角膜屈光度改變，將來若因視網膜黃斑部等問題需要手術，醫師在執行手術時能夠清楚看見的範圍較小，若有角膜瓣更要小心避免造成角膜瓣脫位或損傷，故多少會增加後續手術的困難度。

角膜屈光手術差異比較

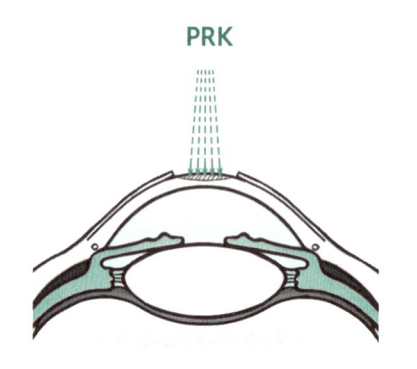

PRK

1. 除去角膜上皮細胞與前彈力層
2. 在基質層施打準分子雷射重塑角膜

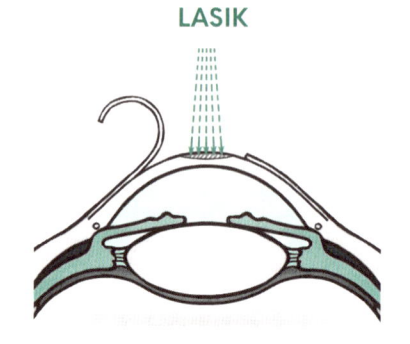

LASIK

1. 掀開角膜表皮與淺層基質
2. 在基質層施打準分子雷射重塑角膜
3. 將掀開的角膜瓣蓋回原處

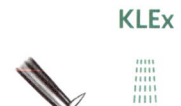

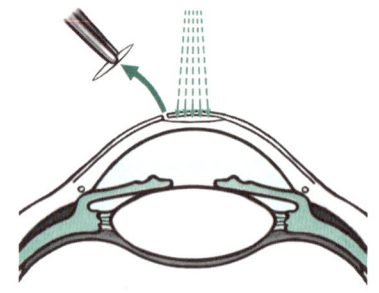

KLEx

1. 以飛秒雷射在基質層切割透鏡組織
2. 在角膜開一處小傷口取出角膜透鏡

近視手術後的角膜，眼壓量起來通常會假性偏低，隱藏了青光眼患者的真實眼壓，因此在檢查時，應主動告知醫師自己動過近視手術，提醒醫師特別留意。

晶體屈光手術

不想戴眼鏡，除了利用雷射切削來改變角膜弧度之外，也有非形塑角膜的方式，將微小的鏡片植入眼內，一般稱為「植入式微型鏡片」（Implantable Collamer Lens, ICL）。

國內衛福部核准的術式是「晶體存在式人工水晶體」（Phakic IOL）。這是在受術者不移除原有水晶體的情況下，再植入一個人工水晶體，放在眼睛前房，即虹膜與角膜之間的位置，藉以矯正近視或散光，又稱為「虹膜固定植入式微型鏡片」。

有些人因為角膜過薄、近視度數太深或角膜弧度異常等，不適合角膜屈光手術，又想擺脫戴眼鏡的困擾，此時可以考慮植入式微型鏡片，因為這種手術方式不觸及角膜，而是將鏡片植入眼前房後，將鏡片左右兩端夾在虹膜上。

此術式優點是無需切削角膜，術後也較不易有眩光、乾眼等副作用；缺點則是因為東方人前房較為狹小，鏡片植入前房時，要小心避免傷及角膜的內皮細胞，否則可能引起發炎反應、內皮細胞損失或慢性虹彩炎等。為了避免內皮細胞

損傷，手術前會測量病人的前房深度，前房深度不足、角膜內皮細胞過少、瞳孔異常的患者，就不適合接受此術式。

Phakic IOL 手術有感染的風險，發生率約 0.1%，另外也可能因阻礙房水流動使眼壓升高，引發青光眼，此時可施以「虹膜引流術」改善房水排出問題。萬一手術後出現難處理的併發症，或覺得不適應，也可以將鏡片取出，相較於角膜屈光手術，可逆性高。不過，當患者年齡漸增、日後出現白內障時，恐需將此植入鏡片拿掉才能動白內障手術。

還有其他植入式鏡片的做法，例如有一種類似軟式隱形眼鏡材質的鏡片，放在虹膜與水晶體（眼後房）之間。然而此術式需觀察是否會引起晶體混濁，萬一水晶體混濁要開白內障的時候，也必須將植入晶體取出，以免干擾白內障手術進行。

如何防止近視加深？

近視矯正手術主要是為了擺脫戴眼鏡的麻煩，無法改變已經近視的事實。那麼，有沒有辦法可以避免近視，或防止近視加深成為高度近視？

確實有。目前國內對學童的視力保健非常重視，除了持續在校園宣導正確用眼觀念外，對於視力檢查異常的學童，學校會發給通知單請家長至眼科醫療院所進一步追蹤。臨床

上，醫師會讓學童點藥水讓睫狀肌放鬆*，再做屈光度數測量，以排除「假性近視」。若學童確實有近視，接下來的目標就是避免演變為高度近視。

目前近視控制的方法，主要分為**藥物控制**與**光學控制**兩大類。

藥物控制方面，目前研究最為廣泛、經時最久的，是點長效散瞳劑阿托平眼藥水（Atropine）。阿托平眼藥水需在醫師監督下使用，濃度從 0.01% 到 0.5% 均被研究驗證可使用於近視防控。長效散瞳劑可以讓睫狀肌放鬆，也會讓瞳孔放大，所以使用後的常見副作用為容易畏光與看近模糊，在戶外光線強烈時，可以配戴太陽眼鏡或戴帽子；若看近模糊，可以將閱讀距離拉遠或者配戴適度的眼鏡協助。相較於高濃度如 0.5% 或 0.25% 的散瞳劑，較低濃度的散瞳劑較不會引起瞳孔放大與畏光副作用，但控制近視的效果也相對較差。

另一類光學近視的控制方式，是配戴隱形眼鏡或特殊眼鏡，造成影像在視網膜上的周邊離焦，達到控制近視的效果。近代光學控制近視的理論基礎為：一般近視眼鏡的設計，讓光線從鏡片中央進入時落在視網膜中央，而周邊光線

---

* 編注：睫狀肌是睫狀體中的一圈平滑肌，用來改變水晶體厚薄，以調整焦距。

則落在視網膜之後，眼睛為了看清楚，眼軸會持續增長。但如果把鏡片周邊的焦點設計為落在視網膜前方，變成離焦（Defocus），眼軸就不會為了要看清楚而繼續增長，可避免近視度數持續加深。因為眼軸每增長1毫米，相當於近視增加270度左右。

要達到周邊離焦的光學效果，可使用夜戴型角膜塑型片（Orthokeratology Lens，俗稱OK鏡片）。這是一種硬式隱形眼鏡，晚上睡覺時配戴，可藉由眼皮壓力與鏡片擠壓淚液的力量，讓角膜中央表層變薄、中外側表皮及基質加厚，進而改變角膜弧度，短暫消除近視度數。通常晚上睡覺配戴6到8小時，白天取下。長期配戴OK鏡片不一定能完全防止近視，但許多研究證明可減慢近視增加速率，減少高度近視的可能。配戴角膜塑型片須特別注意清潔衛生，避免感染，長時間配戴也擔心角膜缺氧，患者應定期回診追蹤，建議9歲以上學童再配戴。

除了這種夜戴式角膜塑型片，目前也有白天配戴的日戴式軟式隱形眼鏡能達到近似的周邊離焦效果控制近視，另外也有「近視控制框架眼鏡」，利用特殊的光學設計達到周邊離焦控制近視成效。

值得注意的是，孩子究竟適合使用藥物控制、光學近視，或合併兩類型的治療，需經由醫師全面評估學童的近視

程度、自我管理能力、用眼需求，甚至家屬的配合度與照護能力。任何一種近視控制方法，都需定期回診檢查調整，沒有一勞永逸的方法。

3C 產品是近視推手？

近視主因是長時間近距離用眼，如果從小就開始使用手機、平板電腦等 3C 產品，時間又沒有限制，理論上一定會對視力造成影響，只是影響多大，還沒有大規模研究證實。

現在國內大力推動視力保健，學童在近視初期大多會開始接受藥物或光學治療，這些介入措施對近視的預防也有一定幫助。

不過還是要提醒，近視一旦形成，只能努力控制不要加深為高度近視，若能避免近視還是最好的。近距離用眼時，至少每 30 分鐘就應該休息，轉換空間、看看遠方，讓睫狀肌恢復鬆弛狀態。也別忘了多鼓勵孩子從事戶外運動，這是已被證實防止近視的有效方法。

散光（亂視）

除了近視之外，最普遍的眼疾恐怕就是散光了！許多人兩種問題皆有，配近視眼鏡時除了考慮近視度數，也要加上矯正散光的度數，才能看得清楚。那究竟什麼是散光？簡而言之是角膜形狀不完美所致，角膜看似為球面，實際上每個人的角膜不一定都是理想的圓球形，而是偏向橢圓，垂直弧度與水平弧度並不一致。這就形成光線進入眼睛後，無法聚焦在同一點，反而形成一前一後垂直的兩條線，所以視物時會出現疊影或邊緣模糊不清的情況。這種散光是先天形成的，稱為規則散光。

有一些散光是外傷或疾病導致，例如角膜若發炎結痂，或是有圓錐角膜、角膜形狀變得不規則，就會產生不規則的散光。每個人或多或少都有散光，輕微散光不太會影響生活，若散光度數在 100 度以上，則視物較模糊，通常需要配戴眼鏡矯正。若是先天形成的散光，度數通常不會改變，後天影響如眼皮下垂、常揉眼睛，也會影響角膜弧度而使散光加重。

遠視、弱視、斜視

遠視族群易罹患急性青光眼

相較於近視是光線進入眼睛後，聚焦在視網膜的前方，遠視則是光線聚焦在視網膜的後方，同樣都會造成看不清楚的結果。遠視大部分的原因是先天眼球長度較短，眼球沒有發育到應有的長度。當遠視眼看不清楚時，睫狀肌需用力收縮，使水晶體變得較圓，增強聚光效果，才能盡量讓焦點落在視網膜上。遠視嚴重、超過睫狀肌調節力的話，不管怎麼調節都看不清。

一般來說，如果遠視超過 300 度，看近、看遠都會模糊，就應該要矯正，尤其是孩童，因為對於還在發育階段的小孩來說，如果影像一直看不清楚，就容易形成弱視。

遠視矯正的方式，主要是透過戴眼鏡矯正。以遠視 500 度為例，不見得要配足 500 度，配到 200 度或 300 度即可，因為眼睛睫狀肌本身有很強的調節能力，可以藉調節力使視物清晰。

有遠視的人還要小心急性青光眼。因為眼球長度比較短，前房也較狹窄，加上到了中年開始出現白內障，水晶體膨脹，虹彩被前推，房水出水孔（角膜與虹彩的夾角）會變得較窄。夜間時瞳孔較為放大，出水孔很容易被堵住了，此

時眼壓驟升，就會變成急性青光眼。臨床觀察發現，這種情形特別容易出現在有遠視、身高較矮小的中老年女性。

弱視通常是屈光問題導致

　　弱視是兒童視力發展期必須注意的一大問題。所謂弱視即孩童視力不良，但並非角膜或視網膜有病變，而是眼睛因長時間看不清、無法對焦，導致大腦視覺區未發育完成所致。弱視的孩子不管再怎麼驗光配鏡，都無法矯正到 1.0，可能頂多到 0.5、0.6，又找不到其他讓視力變差的眼睛病變。

　　至於孩子為何會看不清楚導致弱視呢？通常是屈光問題引起，尤其是遠視或散光比較嚴重的人，因為視物都是模糊的，又未能及早發現。如果是一般的近視，因為物體在一定近距離範圍內，焦點可落在視網膜上，近物仍可看清，視覺因此能受到正常刺激發育，故不至於造成弱視。至於高度近視，物體須靠眼球非常近，焦點才能落在視網膜上，但此距離過短，短於我們一般看東西的距離，因此物體影像總是不清晰，視覺無法受正常發育，還是可能造成弱視。

斜視孩童 8 歲前就要矯正

　　另一個常導致孩子弱視的原因則是斜視，包含鬥雞眼在內。斜視是因控制眼睛轉動的 6 條肌肉（眼外肌）拉力不平

衡，兩眼無法保持在正位所致。除了影響外觀，視線也無法平行，兩個眼睛看到的影像不同，於是大腦會抑制歪斜眼睛看到的影像，所以歪斜的眼睛就成為「懶惰眼」，鮮少使用的結果，就形成弱視眼。或是其中一眼的眼皮下垂遮住視力，那麼這一眼也很可能因會太少使用、視力未發育而造成弱視。

當發現孩子有上述可能導致弱視的情形，一定要及早治療，黃金治療期是 6 至 8 歲，這是視覺系統發展的關鍵時期，超過 8 歲因為視覺已經定型，再怎麼矯正也難有效果了。

治療方式當然是針對病因。以斜視來說，通常會採取遮眼治療，將好的一眼遮住，強迫另一眼去看，當然好的眼睛也不能遮太久，醫師會評估適當的遮眼時間。另外，也可以在好的眼睛點上散瞳劑，讓瞳孔放大、視力模糊，強迫使用另一眼。

斜視的治療主要以防止演變成弱視為優先，經過遮眼訓練後，兩眼視力可能變好了，但因為在整個斜視發展過程中兩眼無法同時聚焦於同一物，所以不容易建立需雙眼同時視物才能建立起來的立體感。

當視力正常後，針對外觀的部分，可安排手術調整肌肉拉力，讓兩眼回到正常眼位。至於立體視覺發展則很困難，不過雖然少了雙眼的立體視覺，日常生活中的許多立體感

覺,還是可以經由單眼的視覺線索建立,所以並不太影響一般的生活功能。

　　斜視原因還包括先天眼睛肌肉力量強弱不一,或是腦部長腫瘤、中樞神經系統問題、神經受影響,導致眼位不正。如果年紀大了才出現斜視,則要注意是否有腫瘤問題。甲狀腺疾病也可能影響眼睛肌肉肥大,引起斜視。若是成年才出現斜視,可能會有「複視」的情形,亦即將一個東西看成兩個,當有此一情形應警覺,盡早就醫。

老花眼

　　老花眼與白內障相似,年紀一到,無人能避免。如果年紀約莫 40 歲上下,看書、滑手機,或想看一下包裝食品上的成分標示,卻覺得眼前字體有點模糊,拿遠一點才能看得比較清楚,十之八九就是老花眼了。在初期,目標拿遠一些還能看清,隨著年齡愈大,眼睛調節的力量會愈來愈差,老花眼的度數也會變深,就需要老花眼鏡幫忙。

　　是什麼原因導致老花眼呢?正常情況下,眼睛具有良好的調節能力,就像照相機的伸縮鏡頭可以拉近或拉遠,眼睛主要由睫狀肌和懸浮韌帶牽動水晶體來調節焦距。

　　睫狀肌和懸浮韌帶是相連的結構,一個正視眼在看近物

時，若眼睛不行使調節功能，物體焦點會落在視網膜後，適當的調節可使睫狀肌收縮，懸浮韌帶會因此放鬆，使水晶體變圓，將焦點前移，此時即可看近物。相反的，看遠處時，睫狀肌處於放鬆狀態，懸浮韌帶會拉緊，水晶體變薄，遠方物體的焦點即能落在視網膜上。

隨著年齡愈大，睫狀肌的收縮能力會愈來愈差、懸浮韌帶會變硬，水晶體也較無彈性，調節能力自然變差，導致近距離視力不良，這就是老花眼。此時即需配戴凸透鏡（老花眼鏡）才能看清近物。

老花眼一般在40歲左右出現，此時約配戴50度到100度的凸透鏡或近視度數減少50度至100度，即可清晰看30公分的近物。年齡愈大、度數愈深，約60歲時大約配戴250至300度，以後則不再增加。

白內障手術能否一併解決老花眼？

由於國人多數為近視族群，到了老花眼的年紀，不是得配兩副眼鏡（一副看近、一副看遠），就是得戴多焦點鏡片。若到了白內障出現，要更換人工水晶體時，則會面臨選擇單焦或多焦點人工水晶體的問題。＊

＊ 關於人工水晶體的選擇，本書 p.156 有更詳盡的說明。

如果選擇用來看遠的單焦人工水晶體，即使睫狀肌還有一些收縮力量，也無法調節看近，因為人工水晶體是沒有彈性的。若真的很不想戴老花眼鏡，可考慮選擇多焦點的人工水晶體。

近年還有可調節的人工水晶體產品，有機會擺脫老花眼鏡，適用於睫狀肌還保有一些力量的人，因看近時睫狀肌收縮，這種調節式的人工水晶體會向前傾，使本來落在視網膜後方的焦點，往前移動到視網膜上，就能看清近物。但若病人曾動過玻璃體切除手術或水晶體囊袋不完整，就不適用。

老花眼可以雷射手術矯正？

由於白內障大約50、60歲後產生，老花眼通常會比白內障還早出現10年以上，如果還沒有白內障，又不想戴眼鏡，還有老花眼雷射手術可選擇。方法之一是利用雷射削切角膜，增加中央角膜的凸鏡效果，但此法只適用於老花眼150度以內者。

另一個較為普遍的做法是，利用雷射屈光手術，讓一眼負責看近（矯正後保留150度近視以抵消老花眼），一眼（通常是慣用眼）負責看遠（矯正後為0度），希望藉此一舉擺脫近視與老花眼鏡。不過，此一做法仍須考量幾個問題，一是兩眼視差問題能否克服；二是手術前預估保留的度數，不

一定能與術後結果完全吻合，若手術後度數與術前計劃的度數間有誤差，還是可能要戴眼鏡；三是到 60 歲前老花度數還可能持續增加，原本保留的近視度數恐不足以抵消老花眼，此時又得戴上眼鏡。

整體而言，想要擺脫老花眼鏡，目前還沒有絕對完美的做法，決定手術前應審慎思考，衡量利弊得失。一旦決定手術，若不滿意恐無法改變既成事實。那麼有沒有不動手術的解決方法？2022 年有一則新聞讓所有中年人頗為關注，美國食品藥物管理局核准了第一款治療老花眼的藥水！

然而，追根究柢，此款眼藥水並非可以「逆轉」老花，而是利用其中成分使瞳孔縮小，改善近距離視力。原理與相機的光圈縮小、景深變大、近物拍攝即可清晰類似，就像我們瞇著眼或從一個小孔視物，反而會更清楚一樣。

該藥水的成分為 Pilocarpine，根據臨床試驗結果，每天點一滴可改善視力及生活品質，但也有頭痛、眼睛泛紅的副作用，眼藥水費用也較配戴老花眼鏡高出許多。

其實目前用來治療青光眼的藥物就含有同樣成分，但目的是降低眼壓，且濃度不同，故不能自行替代使用。國外尚有許多針對老花眼的眼藥水，正進行臨床試驗，也許不久後就會有更理想的治療方法問世。

護眼保健
筆記欄

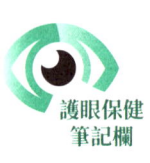

第 7 章

青光眼及其他眼疾

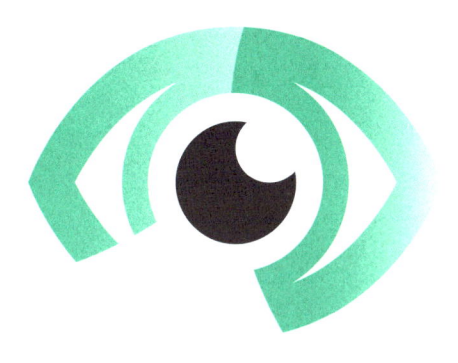

- 青光眼　　　　　　　　　203
- 虹彩炎、葡萄膜炎　　　216
- 視神經相關病變　　　　219
- 甲狀腺凸眼症　　　　　222
- 眼瞼與眼袋相關問題　　225

青光眼

　　300 多年前一個幽暗的夜晚，一位眼科醫師聽到門外傳來急促的敲門聲。他打開門一看，只見一位慌張的病人站在門外，面容因疼痛而扭曲，抱怨自己頭痛、眼睛模糊。醫師仔細檢視，發現病人的瞳孔看起來比平常大，且有角膜水腫、白內障，更奇特的是眼底竟然泛著莫名的青光。據說，這就是青光眼（Glaucoma）這一名詞的由來。拉丁文 Glaucoma 是由古希臘文 Glaukos 變化而來，原意是藍、綠或是灰。不過，青光眼病人眼底並非真的泛著青色，推測是因為病人角膜水腫加上有白內障，才會讓對面的人看到眼睛出現這種顏色。

　　如今青光眼的病因逐漸被了解，主要是因為眼壓升高，超過視網膜神經節細胞及神經纖維的耐受力，因而導致視神經病變，影響視野與視力。大部分的青光眼沒有症狀，隨著病情加重，視野缺損範圍愈來愈大，才被病患所察覺。醫師診斷青光眼通常會根據三項條件：眼壓高、視野缺損及視神經受損。青光眼會導致視神經受損，且受損型態有其特殊性。在眼科檢查中，視神經盤中的正常凹陷會擴大、加深，及於視神經盤邊緣。因此，並非三項條件都得具備，只要有典型的青光眼視神經損傷，及相對應的特殊視野缺損，即可

診斷為青光眼。有些早期的青光眼，雖然出現典型的視神經缺損，但還沒有到視野缺損的地步；或是有些深度近視者，醫師不易從影像檢查判斷其視神經有無典型的青光眼變化，因深度近視眼的視神經盤較扁平，不易辨認出凹陷程度及範圍。

視神經盤凹陷導致視野缺損

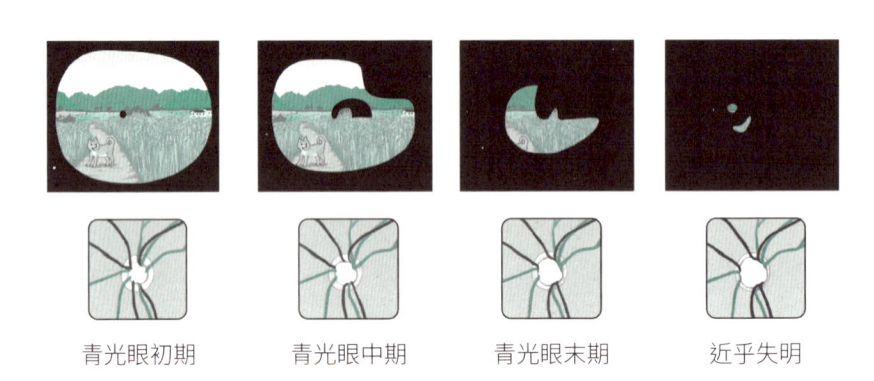

| 青光眼初期 | 青光眼中期 | 青光眼末期 | 近乎失明 |

近年來發現，正常性眼壓的青光眼有愈來愈多的趨勢，可能是每個人的視神經對眼壓有不同敏感度，對一些視神經相對脆弱的病人來說，即使眼壓在正常範圍，也可能產生青光眼病變。另一方面，也可能是病人測量眼壓時，恰巧未在異常數值狀態，因為眼壓並非恆定而是會有動態的變化，白天夜晚數值亦不相同。例如，眼壓較常在清晨的時候升高，但我們通常不會在清晨測量眼壓，這也是為什麼眼壓不應當

成唯一的診斷條件。也因此，眼壓需於不同時段多次測量，較能得出真實數字。另外，平躺或側躺時，眼壓也會較坐姿的時候高，青光眼病患姿勢改變時，眼壓變動的幅度一般會比正常人大。

青光眼型態

青光眼還可細分為兩種型態，一是「隅角開放性」，二是「隅角閉鎖性」。隅角即房水的「出水孔」，處於角膜與虹彩夾角處，環繞角膜內側一整圈。眼睛內部的液體，從隅角的小樑網排出。

所謂隅角開放性青光眼，即出水孔看似通暢，並未被虹膜擋住，但小樑網內部結構已沾黏、硬化，如同「濾網」功能變差一般，使房水流出困難，導致眼壓升高。此型態的眼壓升高多半較為緩慢，無聲無息對視神經造成破壞，早期無明顯症狀，故不易察覺，此為隅角開放性青光眼可怕之處，有如冷風潛入夜，傷物細無聲。

因此，當得知有青光眼時，門診常有病人反映：「平時並無頭痛、眼睛痛的症狀，為何會有青光眼？」事實上，眼壓通常要升高至 40 毫米汞柱以上，才有可能會出現頭痛、眼睛脹痛，但其實眼壓只要超過正常範圍，即悄悄對視神經產生破壞。也常有病人問：「眼睛脹痛，是否為青光眼？」欲

知答案，應測量眼壓，除非眼壓超過 40 毫米汞柱，否則大部分的脹痛感與眼壓不一定相關，可能為眼睛肌肉疲勞、眼睛乾澀或發炎、血壓異常等其他原因造成。

青光眼成因

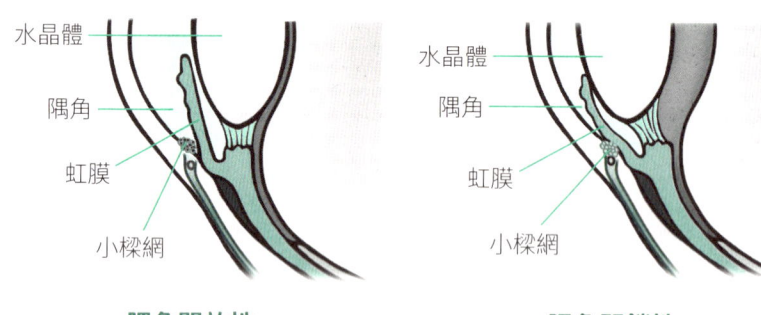

水晶體
隅角
虹膜
小樑網

隅角開放性

水晶體
隅角
虹膜
小樑網

隅角閉鎖性

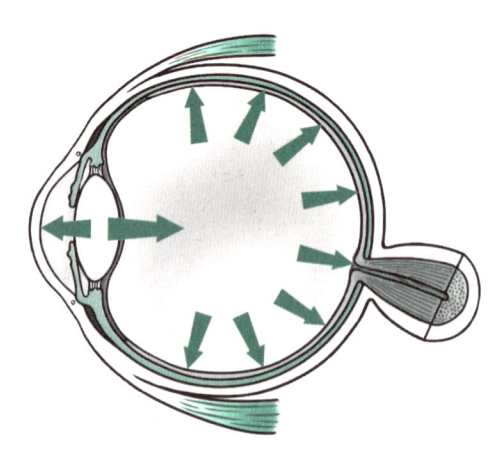

房水流出不順導致眼壓升高

至於隅角閉鎖性青光眼,則是出水孔被虹膜堵住,例如因白內障導致水晶體膨脹,使房水經虹彩與水晶體間的通道受阻,後房壓力上升後,虹膜前頂使隅角閉合,房水難以順利流出,造成眼壓急遽升高。膨脹的水晶體也可能直接造成虹膜擠壓出水孔,阻礙房水流出,使眼壓急性升高。因此,隅角閉鎖性青光眼常急性發作,主要是由於「出水孔」堵塞,導致眼壓驟然升高,若未即時降低眼壓,會對視神經造成壓迫,導致視野缺損,甚至可能在短時間內失明。

自我檢測:你是青光眼高危險群嗎?

閉鎖性青光眼危險因子

- ☐ 中年以上女性
- ☐ 遠視
- ☐ 身材矮小
- ☐ 眼球較小

開放性青光眼危險因子

- ☐ 年紀偏大
- ☐ 高度近視
- ☐ 有青光眼家族史
- ☐ 有全身性疾病(如高血壓、糖尿病)
- ☐ 有服用類固醇、類固醇藥膏、類固醇噴劑

小辭典

房水循環

房水由睫狀體分泌,經虹膜與水晶體夾角流入瞳孔,進入前房,再流至角膜與虹膜間的夾角(隅角),此處構造宛如「濾網」一般,將房水過濾後再進入體外循環。若整個過程順暢,眼壓即可保持在正常範圍;若隅角功能不佳,或隅角閉鎖使房水難以順利排出,則眼壓升高,傷害視神經。

房水循環示意圖

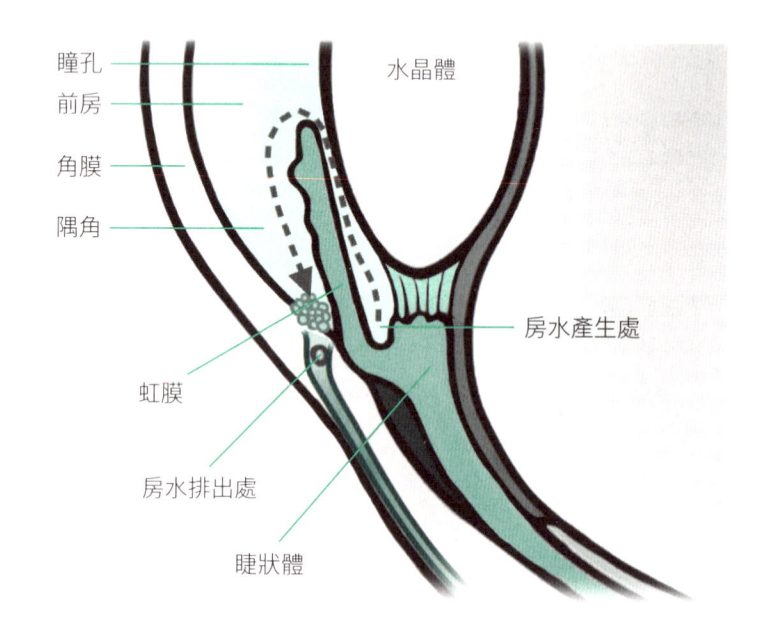

瞳孔
前房
角膜
隅角
水晶體
房水產生處
虹膜
房水排出處
睫狀體

點散瞳劑前注意事項

眼科檢查時,常需使用散瞳劑使病人瞳孔放大,以便眼科醫師檢查眼底。然而,對於特定族群,例如中年以上女性、身高矮小(多半為 150 公分以下)、有遠視、眼球較小等,需格外注意,點散瞳劑可能引發急性青光眼。因為有這些特徵者,眼球前房原本就淺,使用散瞳劑後瞳孔擴大,可能使房水難以流通,從而引發急性青光眼。醫師在檢查前若注意到病人有這些特徵,可事先評估並施行雷射處理,於虹膜處製造一出口,使房水得不經虹彩與水晶體間通道,即可直接進入前房。虹彩不會因房水滯留而被頂起阻塞隅角,前房深度與眼壓就能保持穩定。此即所謂雷射虹膜穿孔術,可降低因散瞳引起急性青光眼發作的風險。

前述特定族群使用散瞳劑後,應請病人於診間觀察 3 到 4 個小時,待瞳孔恢復到正常大小,若觀察期間出現眼睛模糊、頭痛等不適症狀,應盡速送急診處置。

此外,隅角閉鎖性青光眼,也可能以慢性的眼壓升高表現,同樣是因出水孔被虹膜沾黏堵住,但阻塞的程度較低,眼壓逐漸升高,因此可能同隅角開放性青光眼一般無症狀。

另有其他狀況可能引發隅角閉鎖,例如在暗處或生氣時瞳孔擴大,有可能使房水從後房流通至前房排出的道路受

阻，因此，急性青光眼常在夜間發作。此外，有些人先天眼球較小、前房較狹窄，組織容易被擠壓在一起，成為隅角閉鎖性青光眼的高危險群。

急性與慢性青光眼

急性青光眼造成的視野缺損進展迅速，若未及時治療，幾天內即可能導致視力喪失，所以又被形容為「強盜型」青光眼；慢性青光眼進展則較為緩慢，會讓視覺功能不自覺消失、視野逐漸缺損，故被比喻為視力的「小偷」，也像是公司裡有一位「內賊」悄悄挪用公款，一點一滴進行「乾坤大挪移」，等到發現時，恐已損失慘重。以推理小說比喻，急性青光眼有如氰化鉀中毒，慢性青光眼則如長期小劑量砒霜中毒。

續發性青光眼

青光眼的類型中，還有一種更為複雜難纏，稱為續發性青光眼，此症常由其他眼部疾病引起，如虹彩炎、葡萄膜炎、類固醇使用過多，導致眼壓升高，進而引發青光眼，屬於隅角開放性青光眼。若因為發炎反應導致瞳孔與水晶體沾黏，虹彩被滯留的房水抬高而堵住隅角，使房水無法流通，眼壓上升，此時可能轉變為閉鎖性青光眼。理論上可雷射治

療,但因存在發炎問題,雷射治療不易穿透虹彩,且增加發炎反應,同時打通的開口很容易因發炎而閉合,治療相對困難。

另外,白內障惡化時水晶體可能膨脹,導致內部蛋白質溢出,因毒性或發炎影響隅角功能。即使此時隅角為開放狀態,仍會眼壓增高。另外由於水晶體膨脹,虹膜藉發炎物質與隅角黏附,導致房水流通受阻,也會造成閉鎖性青光眼。

此外,還有一種複雜的**新生血管性青光眼**,這種情況更加棘手。當視網膜發生血管阻塞時,可能會製造出血管增生因子,不僅會引起視網膜的新血管生成,這些因子也可能刺激虹膜表面,促成異常新生血管生長,阻塞出水孔。如同水溝被樹枝塞滿一樣,導致房水無法通過。這種情況治療難度較大,因眼壓常常達到 50、60 毫米汞柱以上,無論如何用藥都難以降低。因此,通常需要進行手術治療。然而,手術後由於存在纖維血管組織,出水孔容易再次堵塞,治療效果並不理想。雖然這類患者相對較少,但治療難度很高。

新生血管性青光眼較易發生於有視網膜疾病者,例如視網膜靜脈血管阻塞患者、糖尿病視網膜病變者。除了眼內注射抗血管增生因子外,還須進行視網膜雷射治療,以降低血管增生因子產生,從而減少新生血管性青光眼的發生。*

＊ 關於新生血管性青光眼,可與本書 p.137 互相參看。

青光眼治療與手術選擇

治療青光眼原則上優先使用藥物降低眼壓，以阻止視野缺損持續進展，但已受損的部分很難恢復，當前亦無藥物能夠使受損的視神經復原。

目前已有多種降壓藥物可供選擇，需由專精青光眼的醫師根據病情及病患特性，判斷使用合適的藥物，以降低眼壓。例如對於患有氣喘者，不適合使用含有乙型交感神經阻斷的藥物，應改用其他降壓藥。如果藥物出現副作用，則需更換其他種類的藥物。

如果藥物治療效果有限，眼壓難以控制，則可考慮雷射治療或手術治療。青光眼雷射治療（如選擇性雷射小樑網成形術）是以雷射能量刺激小樑網，以期能增加房水的流通性。這種雷射反應效果因人而異，也有可能手術治療後一段時間又再度升高。手術治療通常是在前房隅角處創建一個小孔，使房水無需經過原本的「濾網」，經過這個人工造口，直接流至結膜下方形成濾泡，此術式稱為濾過性手術，又稱小樑切除術。近年來亦有微創青光眼手術、青光眼導管手術，治療原理皆是藉由引流房水到眼球外來降低眼壓，唯方法與小樑切除術略有不同，需使用植入物來引流房水。

至於應選擇哪種手術方式，因人而異，應與手術醫師討論。但青光眼手術形成的濾泡，有可能因傷口結痂癒合而功

能變差,若房水無法引流出來,眼壓可能再次上升。另一種降低眼壓的方式是睫狀體光凝雷射手術,藉由雷射能量破壞睫狀體,減少睫狀體分泌房水的功能,藉以降低眼壓。若術後反應不佳,或睫狀體功能部分恢復,眼壓也可能再升高。然而,無論何種雷射或手術,目的都是降低眼壓,減緩視神經的惡化,並不能修復已經受損的視神經,也無法消除視野缺損或恢復視力。

如何防範青光眼損害視力

急性青光眼常伴隨明顯症狀,如視力模糊、噁心嘔吐、頭痛,以及因疼痛引起的高血壓,若沒有及時就醫檢查與治療,可能導致失明。舉例來說,眼壓升高至 35 毫米汞柱,持續 7 天以上,視神經損壞導致失明的風險高達 40%;若眼壓達到 50 毫米汞柱,則在 5 天內就可能導致失明。迅速降低眼壓並施行雷射虹膜穿孔術,才能搶救視力。

慢性青光眼需長期追蹤、治療,由於青光眼早期無症狀,須留意是否具有危險因子,主動至眼科檢查。例如家族中有青光眼病史、高度近視、高血壓、糖尿病,及長期使用類固醇者,或 40 歲以上,都應接受眼科醫師的檢查,量測眼壓並檢視視神經狀況。在懷疑有青光眼的情況下,需做進一步檢查,例如:光學同調斷層掃描、視野檢查。有時單次檢

查無法確定是否患有青光眼,則需進行多次追蹤,觀察視野變化以及視神經的狀態,以做出判斷。所幸現今檢查技術與儀器不斷發展,使得青光眼被遺漏的情況大大減少。

若有疑似青光眼的狀況(例如杯盤比偏大或眼壓偏高),即使目前檢查沒有到青光眼的程度,也應定期追蹤,以免長期下來,轉變成青光眼的狀況。動過白內障手術者,因水晶體已移除並更換為較薄的人工水晶體,前房變得較深,因此不會出現閉鎖性青光眼,但仍有可能發生開放性青光眼,尤其在眼睛發生發炎反應時,更應注意。

小辭典

杯盤比

杯盤比是用來描述視神經盤的結構。視神經盤如同一個甜甜圈,中間凹陷空心的部分是沒有視神經通過的部分,外圍的麵包圈,則是有視神經匯集通過的地方,所謂杯盤比就是空心部分占整個視神經盤的比例,一般人約為 30% 到 40% 左右,但有人略大,有人略小,一般若杯盤比偏大或兩眼相差大於 20%,需進一步檢查是否有青光眼,有些人是天生如此,但也可能是青光眼的表現。

視神經檢查的重要性

　　一般而言，眼科醫師常使用的裂隙燈可以做初步的視神經檢查，若病人有接受散瞳處理，會更容易觀察到位於後極部的視神經盤和視神經纖維。然而，有一些細部的變化需要醫師專注觀察視神經是否正常，甚至需要進一步的眼底攝影、光學同調斷層掃描，仔細觀察與比對後，才能判斷是否存在神經纖維受損等情況，有時甚至需要長期、多次的追蹤才能判斷。總之，防範青光眼應特別注意量測眼壓、檢查視神經，並及時追蹤、治療。

類固醇與眼壓變化

　　對於接受眼科手術的病人，常需使用類固醇以防止眼睛發炎，類固醇可能引起眼壓升高，因此需要特別關注眼壓的變化，尤其是對於本就有青光眼或有潛在青光眼的患者。若眼壓持續升高，需釐清原因，配合降低眼壓的藥水並減少類固醇的使用量；若仍難以控制眼壓，則需考慮更換成不易導致眼壓升高的眼藥水。由於這樣做可能會降低抑制發炎的效果，因此需拿捏劑量及適當使用青光眼藥物，使消炎和降眼壓兩不偏廢。

　　但眼壓控制有時確實不容易，臨床上曾接獲青光眼病人需進行眼內手術，術後使用類固醇，眼壓卻高到難以控制。

曾有一位病人本身有青光眼,因雙眼出現黃斑部裂孔接受手術,手術後使用類固醇預防眼內發炎,導致眼壓飆高,即使進行濾過性手術,眼壓仍無法降低,因而一眼失明。對於另一眼即不再用類固醇,但即便如此,該眼仍因青光眼進展,導致視野縮小、視力逐漸喪失。總之,患有青光眼又因其他視網膜病變需開刀時,眼壓控制對醫病雙方來說,都是一大挑戰。

虹彩炎、葡萄膜炎

眼球是由三層不同的組織包覆住,最外層是鞏膜,中間是葡萄膜,內層是感光的視網膜。也許有人會好奇,為什麼命名為葡萄膜呢?其實這和它的顏色有關。當透過變薄的白色鞏膜看向葡萄膜時,底下的葡萄膜會呈現出稍暗的棕咖啡色調,如同葡萄的色澤,因而得名。當鞏膜變得很薄時,由於壓力關係,葡萄膜會鼓起,稱為葡萄膜腫。

葡萄膜可再細分為三部分:虹膜、睫狀體與脈絡膜。這三者的結構相連,有時發炎局限於其中一部分,如虹彩炎、脈絡膜炎,但也可能會一起發炎,即泛葡萄膜炎(Panuveitis)。其中,虹彩炎是最常見的,通常是急性,且大部分人發作過一次後即無大礙。

虹彩炎嚴格來說是指虹膜部分發炎，也稱為「前葡萄膜炎」。不論是虹彩炎或葡萄膜炎，都是眼睛內部發炎，嚴重時可能影響視力，絕不能掉以輕心。

　　虹彩炎症狀包括眼睛紅腫、視力模糊、眼痛、畏光、眼睛充血等，其中，眼睛充血的情況與一般結膜炎不同。結膜炎通常只會在黑眼珠外圍出現充血，而虹彩炎的充血範圍則延伸到整個眼周輪部。當前房的發炎反應嚴重時，甚至會導致瞳孔沾黏而無法放大，必須盡快處理。此類發炎反應的治療重點是，防止發炎導致瞳孔、虹彩與水晶體間的沾黏，因沾黏會導致房水排出受阻，進而引發急性眼壓升高，並加重發炎反應。

　　一旦出現任何部位的葡萄膜炎，需進行一系列檢查。首先確定發炎的部位、結構變化特徵，進而找出原因，才能對症治療。根據致病原因，可分為感染性或非感染性，感染性如細菌、病毒、黴菌及寄生蟲（如貓狗蛔蟲、弓漿蟲等）感染；非感染性因素多半與全身性疾病有關。如好發於胸腔的類肉瘤（sarcoidosis），及東方人常見的原田氏病，這兩者均可能導致眼部發炎，其中原田氏病還可能引發視網膜剝離、脈絡膜發炎等情況。

　　此外，眼睛發炎可根據時間區分為急性、亞急性和慢性。小於3個月稱為急性；3個月內發作且持續3個月，歸

類為亞急性；如果發作反覆且持續時間更長，則會被歸類為慢性。

任何發炎反應首先應評估是否為感染性，尤其梅毒、結核病，這兩種疾病應優先排除。因為感染性問題不宜立即使用類固醇，若要使用，應與其他抗菌藥物併用。此外還需注意是否有其他病毒感染，特別是疱疹病毒，可能會引起眼睛發炎、眼壓升高。

若葡萄膜炎頻繁發作，應檢查是否有自體免疫問題、是否曾經罹患其他免疫相關疾病，例如類風濕性關節炎、僵直性脊椎炎等，可抽血檢驗特定基因 HLA-B27，帶有此基因者，罹患這些疾病的風險較高。

此外，有時葡萄膜炎也可能是腫瘤所致，例如淋巴瘤或某些白血病。年紀較大患者若出現雙眼發炎反應，使用類固醇治療後情況雖暫時改善，但仍再發或惡化，且眼底出現一些特徵，這時需懷疑是否存在眼內淋巴瘤。為了診斷需將玻璃體內的液體及細胞取出一些進行化驗，檢查是否存在異常的淋巴瘤細胞。常好發於眼部的是 B 細胞淋巴瘤，這種眼內淋巴瘤可能侵犯眼睛及中樞神經。有時全身性淋巴瘤會轉移到眼睛，並以葡萄膜炎的形式表現出來，治療上需會診神經內科與腫瘤科醫師，共同安排治療方案。

虹彩炎與葡萄膜炎的治療通常會使用類固醇，但效果不

一，且長期使用有副作用，因此可能需要搭配抗代謝的藥物。此外，目前也有一些針對特定因子的標靶藥物（生物製劑）可抑制發炎反應。由於眼睛長期發炎容易導致白內障，而過度使用類固醇也可能增加罹患白內障的風險，因此需要謹慎選擇治療方式與控制類固醇用量，應該由專精於葡萄膜炎的專家來處理。

視神經相關病變

　　視神經盤位於黃斑中心凹鼻側，一般是長橢圓形，橫向直徑約 1.5 毫米。視神經盤內中央靠顳側有一圓形凹陷。視網膜將接受到的光訊息傳導並匯集於視神經盤，形成視神經束，經鞏膜後端開口穿出眼球，進入眼窩，再循特定路線將訊息傳入大腦枕部。此行徑路線若受損害，視覺功能即會受影響。眼底的視神經盤是視神經在眼底檢查可見的部分，可部分反映視神經受損情況，因此眼底檢查時觀察視神經變化十分重要。

　　視神經病變的主要症狀是視力模糊、視物顏色改變、視野缺損。檢查時常可發現瞳孔對光反射變得遲鈍。視神經盤重要異常變化是水腫、出血及萎縮。＊造成水腫的原因很

＊ 青光眼也會有視神經盤的特殊變化，可參考本書 p.203 說明。

多，如視神經炎、前缺血性視神經病變（Anterior Ischemic Optic Neuropathy, AION）、眼窩腫瘤、腦部腫瘤、顱內壓增高、嚴重高血壓、毒性反應，甚至葡萄膜炎等。視神經病變後期則呈現視神經盤蒼白、萎縮的變化。另外，若視神經盤發育異常，結構出現變化，不但可能視神經盤本身受影響，也可能波及黃斑部甚至視網膜整體，造成視力下降。

視神經盤水腫

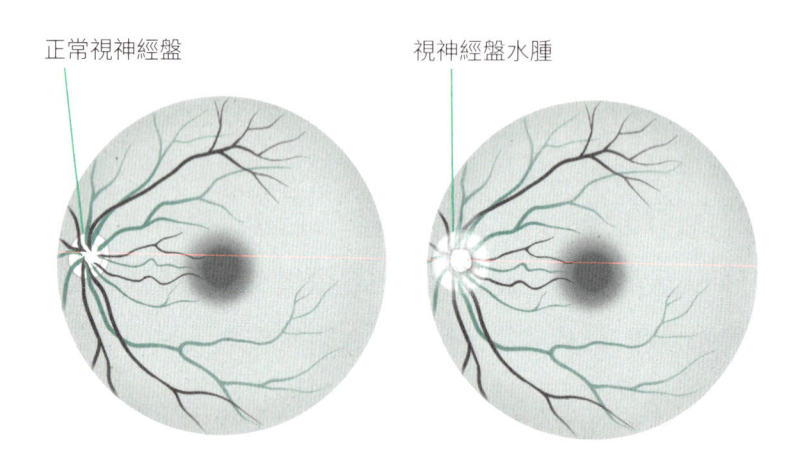

正常視神經盤　　　視神經盤水腫

　　由於視神經盤變化常是整體視神經病變的冰山一角，往往須由眼科醫師與神經科醫師充分合作，才能做正確的診斷，並給予病患適當的治療。後文將舉出 3 個臨床常見與視神經有關的疾病。

視神經炎

視神經炎是視神經常見疾病之一，顧名思義就是視神經發炎。其臨床表現會造成視力模糊、辨色力異常以及視野缺損，且常常伴隨眼睛轉動時的疼痛。視神經炎較常發生在年輕女性，但各年齡層都有可能發生。急性發作期一般會使用大劑量類固醇脈衝治療，伴隨後續口服類固醇的劑量調整，多數患者視力皆能漸漸恢復。值得注意的是，有些患者的視神經炎為神經免疫疾病的徵兆，比如說視神經脊髓炎或多發性硬化症，這類患者的視神經炎較容易復發，且此疾病可能影響到身體其他器官，此時必須經由眼科與神經科醫師進行診斷和接續的治療追蹤。

缺血性視神經病變

缺血性視神經病變是中老年人最常見的視神經病變，會發生急性無痛性視力喪失或視野缺損，尤其常見下半部或上半部的視野缺損，又可區分為動脈炎性和非動脈炎性。動脈炎性缺血性視神經病變較為罕見，但患者視力受損十分嚴重，且可能很快引起另一眼發作，所以必須趕快做出診斷給予類固醇治療。非動脈炎性缺血性視神經病變的發生，則與供應視神經的血管缺血性變化有關，與高血壓、糖尿病和高血脂等疾病有密切關聯。然而非動脈炎性缺血性視神經病變

目前仍然沒有明確有效的治療，必須做好血壓、血糖和血脂的控制，降低疾病發生的機率。

偏頭痛視覺前兆

許多人都曾有過偏頭痛的經驗。有些患者在頭痛前會有一些視覺的症狀，看到閃爍的線條、波紋或光點，伴隨視力模糊及部分視野缺損，持續幾十分鐘的時間，這樣的狀況稱為偏頭痛視覺前兆。有少數患者雖有視覺症狀，卻沒有之後的頭痛發生。偏頭痛本身會有像血管脈動的特性，害怕亮光或噪音，也常出現噁心、嘔吐等症狀。疾病的發作可能與壓力或食物（如巧克力、咖啡、可樂、起司）等誘因有關，使用止痛藥可緩解其症狀。針對反覆發作的患者也有特定藥物可幫忙控制，極少數併發視網膜或視神經血管阻塞。若發作過後仍有持續的後遺症，則需要請醫師做詳細的檢查，釐清潛在疾病，並做其他疾病的鑑別診斷。

甲狀腺凸眼症

甲狀腺凸眼症完整名稱應為甲狀腺相關眼疾（Thyroid Eye Disease, TED），是一種自體免疫疾病，通常發生在甲狀腺功能亢進的病人，患者的自體抗體除了攻擊甲狀腺造成功

能亢進，又同時攻擊眼窩組織，誘發眼窩內的脂肪及外眼肌肉發炎，這些發炎組織會腫脹增生，使眼球凸出，同時還刺激眼窩內的結締組織、細胞，分泌出一些類似玻尿酸及多醣體的物質堆積，加劇了眼球凸出。急性期時，不只凸眼，眼睛周圍還可能出現充血腫痛。

　　甲狀腺凸眼症可能導致眼球凸出，程度因人而異，較嚴重時可導致視覺出現雙重影像，即複視。這是因發炎導致負責眼球運動的各肌肉不平衡，原本對稱的肌肉變得不協調，引發斜視及複視。此外，眼睛還可能因為眼皮攣縮、眼白露出，呈現怒目圓睜狀態。更糟糕的是，因為眼窩內脂肪和組織的增生肥大，可能會壓迫視神經，導致視神經受損，造成嚴重的視力傷害，所幸這種情況並非所有患者都會發生。

視神經受影響需進行眼窩減壓手術

　　發生此類凸眼症應如何治療？因發炎反應與自體免疫系統有關，通常會使用較高劑量的類固醇以減輕發炎症狀，至少要避免對視神經造成壓迫。此外，須檢查視神經功能，若受影響，就屬於緊急情況，需進行眼窩減壓手術改善對視神經的壓迫。

　　眼窩減壓手術方法有多種，其中一些具有創新性且效果良好，涉及的組織較少，其重點為移除容易引起發炎的組

織,例如過多的脂肪組織。可分為兩種方式:一是單純移除多餘的脂肪,適用於病況輕微者;二是敲除部分眼眶骨,例如內側、下側或外側,以擴大眼窩空間,讓多餘的組織有足夠的容納空間,從而減輕眼球凸出的情況,避免對視神經的壓迫。

利用減壓手術解除對視神經的壓迫後,若此時病人兩眼眼位不正,可再進行矯正斜視的手術,讓兩隻眼睛能夠回歸正位。當這些步驟完成後,還需檢查是否有眼瞼無法閉合、眼瞼攣縮的問題,必要時再進行眼皮的修正手術。治療甲狀腺相關眼疾需要分階段進行手術,以確保能夠有效治療。

當然,甲狀腺功能亢進也需要治療,然而即使甲狀腺功能改善,有些病人的眼睛仍可能持續發炎,已經凸出的眼睛也不一定能完全恢復,仍需要手術的幫忙。

好消息是,國外已開發出新型標靶藥物用於治療甲狀腺相關眼疾,可減少眼部組織的腫脹及發炎反應。因發炎反應牽涉到某些生長因子,這些免疫生物製劑藥物可阻斷這些生長因子的接受器,中斷發炎反應,避免眼部組織的異常變化。國外研究顯示,有一種靜脈注射型的藥物,共8次注射療程,雖然較為繁複,但其效果與手術減壓相當,如果這些新藥將來引進台灣,就有可能取代一部分的甲狀腺凸眼手術,值得期待。

如何及早發現及預防甲狀腺相關眼疾

通常病人因甲狀腺問題至內分泌新陳代謝科求診時，多半也會照會眼科進行相關評估。然而，約有 10% 以上的患者是因眼睛凸出或出現複視，先到眼科檢查才發現有甲狀腺的問題。針對這類病人，眼科會測量病人眼凸程度，並安排抽血檢測甲狀腺功能。

民眾若自覺有「杏眼圓睜」此種凸眼情形，最好盡早就醫，因為凸眼並非僅與甲狀腺有關，還可能涉及其他原因，其中最令人擔憂的是眼窩腫瘤。腫瘤可分為良性或惡性，因此必須進行全面評估。

預防方面首先應避免抽菸，因為吸菸會加劇情況惡化。另外，若有甲狀腺疾病，應盡早接受有效治療。當眼睛出現問題，開始外凸時，首應注意保護角膜，並進行外觀和功能上的矯正。

眼瞼與眼袋相關問題

眼瞼即俗稱的眼皮，具有保護眼睛的作用，主要包含眼瞼板、睫毛、分泌油脂的管道，以及其他軟組織。眼瞼常見的問題包括眼瞼內翻、眼瞼外翻，及睫毛倒插等。眼袋是眼周的眼眶隔膜因老化失去支撐能力，眼窩內的脂肪組織膨起

導致。眼袋不只影響外貌美觀,也會影響眼周的血液循環。

眼瞼相關問題

　　睫毛倒插是指睫毛向內生長,不斷刺激角膜,使角膜破皮受損。原因可能與睫毛囊發炎有關,或是眼瞼內翻。有些人特別是小孩,臥蠶明顯鼓起,導致眼皮往內翻,引起睫毛倒插。另外,小孩的內眥贅皮(上眼瞼或下眼瞼內側的皮膚皺褶)若較為明顯,也會造成睫毛倒插。內眥贅皮較明顯的小孩,因鞏膜(眼白)露出較少,也常被誤以為有內斜視(鬥雞眼),其實這是假性斜視,待成長後就會改善。

　　眼瞼外翻通常發生在下眼瞼,可能是由於老年退化導致下眼瞼鬆弛、眼睛外傷,或眼袋手術後遺症等原因所致。眼瞼外翻會使結膜和角膜暴露於外,使淚液不易保持,增加乾眼症的風險。患者可能會出現眼睛痠澀、異物感、流淚等症狀,同時也會影響外表。症狀輕微的患者,可使用人工淚液或藥膏來幫助保濕,改善角膜不適症狀;若症狀較為嚴重,可能需要進行手術修補。

　　睫毛亂長或倒插,可採取以下措施:若只有寥寥數根,可輕輕拔除睫毛,但須注意避免刮傷角膜;若情況較嚴重,可採電燒方式破壞睫毛囊,達到一勞永逸效果。若眼瞼內翻使一整排睫毛都倒插,須由具備眼整形專長的眼科醫師做眼

皮手術，妥善處理。

睫毛具有保護眼睛的作用，可阻擋飛蟲或灰塵砂粒掉入眼睛。然而，比起功能性，許多人更在意美觀問題，會使用睫毛膏、假睫毛等化妝品以增添雙眼魅力。不過，使用這些化妝品要注意成分是否會引發過敏，化妝品內含的顆粒若不慎誤入眼中，也可能會破壞淚液成分。

眼瞼的角色也很重要，其內的皮脂腺負責供應淚液成分中的油脂，若皮脂腺發炎，會影響淚液中油脂的正常比例，引發乾眼症，因此平時應保持皮脂腺的清潔、通暢，避免發炎，若發生阻塞，應尋求眼科醫師協助清理。

此外，若睫毛出現白色或黃色點狀物，乍看像頭皮屑，有可能是蟎蟲所致。蟎蟲是一種常見的皮膚寄生蟲，有時也會於眼瞼及睫毛毛囊處寄生，可能引起過敏反應。眼科醫師可透過顯微鏡觀察患部來確認是否有蟎蟲做怪。治療方面，醫師會以特定濃度的茶樹精油配合抗生素治療，不建議病人自行使用茶樹精油塗抹，因不當使用可能過度刺激眼睛。

針眼，又稱為「麥粒腫」，也是常見的眼瞼疾病，這是因急性皮脂腺堵塞，引起內部發炎反應所致。眼睫毛根部前側及後側均有皮脂腺，若針眼發生在後側的皮脂腺，外表可能看不出異狀，但將眼瞼翻出檢查，即可發現結膜內鼓起、充血。若針眼長在前側，外觀可看到一處紅腫鼓起。當發

炎較嚴重時，患部可能化膿，醫師可以利用器械將膿引流出來，並給予抗生素治療。

慢性皮脂腺發炎常伴隨分泌物堆積，形成硬塊，稱為慢性肉芽纖維組織，患者可能感覺到有異物感，甚至摩擦到角膜造成不適。治療上，醫師通常會使用器械將其割開，取出分泌物，使患部平整。

另外，若眼瞼周圍出現一些黃色的斑塊，可能是血脂過高產生的脂肪顆粒。若認為影響美觀欲去除，眼科醫師可將這些斑塊切除，但部分患者的根本問題是血中膽固醇過高，恐引發心血管疾病，需進一步治療。

眼瞼也可能長出腫瘤，可分為良性、惡性，有時需靠切片才能分辨。良性腫瘤如血管瘤，會導致眼皮下垂或弱視；惡性腫瘤有可能是基底細胞癌、鱗狀細胞癌或皮脂腺癌等。治療原則上以手術切除腫瘤為主，再視需要搭配眼整形手術。由於眼瞼腫瘤與針眼有幾分相似，初期不易辨別，若眼睛同一部位反覆長針眼，或有傷口潰瘍情形，應提高警覺。

眼袋相關問題

眼睛周圍的結構相當複雜，眼眶隔膜在其中扮演著關鍵的角色。這層結締組織提供強大的支撐力，可防止眼窩內組織凸出形成眼袋。然而，隨著年齡增長，眼眶隔膜組織可

能變得較為薄弱，失去原有的支撐能力，加上地心引力的作用，使眼窩內的脂肪組織膨起，形成眼袋。

眼袋和臥蠶的位置很相近，卻是不同的結構。臥蠶是由於眼周輪匝肌發達自然形成的，在瞇眼或微笑時肌肉會收縮而隆起，通常能增添雙眼魅力，予人一種迷人的感覺。眼袋位於臥蠶下方，是由於眼眶隔膜鬆弛及眼窩內脂肪凸出所導致，因為顯現出老態，多數人欲除之而後快。至於淚溝則位於眼袋邊緣下方，呈現凹陷狀，可能加重老態及憔悴感。

有許多手術方式可以消除眼袋，例如內開式手術。手術方式為將病人眼瞼翻開，於結膜下緣處劃開一切口，再將眼袋內的脂肪切除。此法外觀上不會有傷口，較為美觀，但只能將脂肪去除，無法處理眼皮鬆弛問題。外開式手術則是在眼瞼下緣處做一切口，除將脂肪抽除外，還能順便拉提鬆弛的皮膚，加強眼部的結構。也可以不移除脂肪，將眼袋脂肪轉移到其他位置，例如轉移至下方以填充淚溝，使眼部輪廓更加飽滿。如此既可消除眼袋，又可達到改善眼部整體外觀的目的。缺點則是下眼瞼處會有一處小傷口，但通常不是很明顯，無需太過擔心。

護眼保健
筆記欄

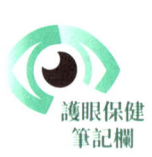

[第8章]
護眼之道

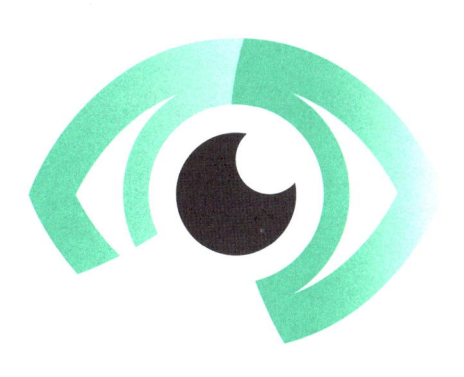

眼睛務必要定期檢查

俗話說，眼睛是靈魂之窗。眼睛的重要性人人皆知，如何確保這兩扇「窗」時時剔透明亮？依照年齡不同，各有需著重的檢查項目。

7 歲前眼睛照護重點

嬰兒出生後通常由小兒科醫師接手，醫師會大致檢查其眼睛狀態。針對新生兒至 7 歲幼兒的眼睛照護重點，衛福部國民健康署印製的《兒童健康手冊》中均有提及。例如：寶寶 2 至 4 個月大時需注意是否會注視移動的物品，4 至 5 個月的寶寶眼睛應能隨目標移動 90 度以上。國健署也建議未滿 2 歲幼兒不應看螢幕，2 歲以上兒童每天看螢幕勿超過 1 小時。有視覺異常狀況應求診眼科醫師。

政府提供 7 歲前兒童享有 7 次的「兒童預防保健」服務，也包含眼睛檢查項目（如瞳孔、固視能力、眼位等）。眼位檢查是由醫師檢視兩眼位置是否正常，有多種檢查方式，例如在兒童眼前 30 至 50 公分處，以手電筒燈光照射孩童雙眼，觀察角膜上的亮光反射。若兩眼反射光點均在瞳孔正中間，即為正常；若眼位不正，可能是有內外斜視或上下斜視。瞳孔的光反射若帶有黃或白色調，而非正常的紅反

光,需注意視網膜病變的可能。

　　此外,根據《兒童健康手冊》,1歲半至2歲孩童還建議做「斜弱視檢查之遮蓋測試」。方式是先讓孩童注視遠方某一目標物,接著交替遮蓋兩眼,例如先遮蓋孩童的右眼,然後迅速遮蓋左眼,觀察右眼情況。若右眼不動,即是正位眼;若右眼有轉動現象,可能有斜視。

　　3歲至未滿7歲階段建議做「亂點立體圖」檢查。由台大醫院眼科部研發出的「NTU亂點立體圖」工具,常用於篩檢。檢查時會請孩童戴上特殊的紅藍眼鏡,找出亂點立體圖上的幾何圖形(正方形、三角形、圓型、菱形),因此檢查前要請家長先教導孩童認識或說(指)出這些形狀。若檢查未過關,表示立體感有問題,可能源於內斜視或單眼嚴重弱視問題,需進一步處理。

　　由於台灣是近視王國,國健署多年前即委託中華民國眼科醫學會訂定《兒童視力篩檢及矯治指引》,由多位台大醫院眼科醫師主筆,妥善規劃了學齡前及學齡兒童的視力篩檢項目及檢查方式,已行之有年,對於及早發現幼兒視力異常有極大助益。

　　該指引建議,3歲半至4歲兒童是視力檢查的理想時機,建議家長先教會孩子辨識並能以手勢比劃或言語說出視力檢查表上的「E」或「C」之視標缺口方向,再帶至眼科接受視

力檢查,每年可定期做 1 至 2 次視力檢查。

學齡前兒童(通常指 2 至 5 歲),不論首次篩檢或定期追蹤篩檢,任一眼之視力經測試後,未達該年齡層視力標準或雙眼視力檢查在視力表相差兩行以上,及反覆教導仍不會測視力之異常個案,需轉介至眼科醫師複檢。

學齡兒童(6 至 12 歲)於學校接受每學期一次之視力篩檢,篩檢結果數值未達 0.9,也需轉介至眼科醫師複檢。

對於學校篩檢出視力異常之學童,眼科醫師會進行屈光度驗光檢查,必須先點睫狀肌麻痺劑(散瞳劑),以排除假性近視,再施行電腦驗光,了解眼球屈光度。通常也會檢查外眼、角膜、前房、水晶體、玻璃體、視網膜、視神經等部位,確認是否有異常。

各年齡層視力合格標準			
年齡	4 歲	5 歲	6 歲	7 歲以上
視力合格標準	0.6	0.7	0.8	0.9

國高中階段建議做一次眼底檢查

「預防勝於治療」的觀念，在各科疾病防治上都是金科玉律，於眼科亦然。除了兒童的斜弱視及近視防治外，其餘眼疾防治也十分重要，亦有眼睛健檢的必要。

視網膜是人們能夠產生視覺的關鍵，但是視網膜健康與否須藉由眼科儀器詳細檢查才能得知。因此，強烈建議全民應於 13 到 18 歲（國高中）階段，至少做一次徹底的「眼底檢查」，因為有些視網膜退化（例如格子狀變性）的問題於此一時期已有徵兆，而視網膜格子狀變性又是年輕人罹患裂孔性視網膜剝離的危險因子。過往研究顯示，此類視網膜退化大多是先天體質使然，多半從小即存在，且隨著時間增加愈來愈嚴重，因此，在國高中階段若發現視網膜退化，即需開始定期追蹤。萬一不只退化還出現視網膜裂孔，應施打雷射或採取更頻繁的追蹤，才能在發展成更嚴重的視網膜剝離前及時治療，避免早發型裂孔性視網膜剝離。

如果國高中時期接受眼底檢查，確認視網膜無退化情形，即可較為放心，因格子狀變性不至於在成年後突然產生，即使往後發生飛蚊症，也多半是正常生理現象而非視網膜剝離前兆。

當然，視網膜無格子狀變性退化者，在中老年後仍可能面臨「後玻璃體」脫離，拉扯視網膜，以致於突然出現大量

飛蚊的情形，一旦發生應就醫檢查確認是否有視網膜裂孔。

眼底檢查有幾種方式。最基本的做法是點散瞳劑後，讓瞳孔放大，由醫師以直接眼底鏡或間接眼底鏡，可徹底檢查連同周邊在內的視網膜。不過此法耗時較久，且需強光照射眼睛，病人會感覺較不舒服，散瞳後也會處於短暫視力模糊狀態。*

現在有眼底攝影檢查儀器，病人無需散瞳，即可利用儀器完成全網膜範圍的眼底照相，再由醫師判讀影像。有別於一般的眼底攝影儀器檢查範圍是中央視網膜、黃斑部、視神經等，周邊視網膜較難企及，此種超廣角眼底攝影，則可連同周邊視網膜「一網打盡」，更是眼底檢查利器。

至於光學同調斷層掃描儀器，雖然也可以在免散瞳下檢測視網膜黃斑部及視神經結構變化，但檢查不到周邊視網膜，所以無法取代眼底檢查，目前大範圍的光學同調斷層掃儀器已在積極研發中。配合 3D 重組的功能，可得到玻璃體視網膜脈絡膜及鞏膜的完整精細結構圖像，對研究及疾病診治均極有助益。

---

* 關於眼底檢查，本書 p.082 有更詳盡的說明。

自我檢測：你的眼睛健康嗎？

根據國健署《兒童健康手冊》建議，護眼運動應從小開始。建議家長隨時觀察幼兒，若有下列疑似視力不良的症狀，請盡早至眼科就診。

☐ 是　☐ 否　1. 瞇著眼睛看東西

☐ 是　☐ 否　2. 常揉眼睛

☐ 是　☐ 否　3. 慣於歪頭、仰頭或低頭去看東西

☐ 是　☐ 否　4. 反覆側視看物體，表現出想要看得更清楚的模樣

☐ 是　☐ 否　5. 參加遊戲時，行動不靈活、不敏捷

☐ 是　☐ 否　6. 看書或寫字時，眼睛與紙面距離太近

☐ 是　☐ 否　7. 學習進度減慢或退步

☐ 是　☐ 否　8. 常抱怨看不清楚黑板上的字、眼睛疲勞、眼痛、頭痛

☐ 是　☐ 否　9. 眼位外觀異常（如鬥雞眼）

☐ 是　☐ 否　10. 眼球震顫（眼球不自主規律性轉動），或黑眼珠內出現反光等現象

※ 資料來源：衛福部國民健康署《兒童健康手冊》

至於一般人如何自我檢測眼睛健康？平時應多注意視力或視覺功能是否有異常下降情形，例如近視突然加深、散光變嚴重、暗適應不良（比常人更久才能在較暗處辨識周遭物）等，應至眼科檢查。成年人可以隨時利用阿姆斯勒方格紙，測試是否有黃斑部病變。測試時應兩眼分別測試，因兩眼同時視物時，不容易發現其中一眼出問題。此方格為棋盤狀直線，若畫面模糊、線條扭曲或視線出現固定不動的暗點，應盡速至眼科檢查。＊周邊視野兩眼不對稱也是警訊。

護眼注意事項

　　閱讀時，字體大小要適中：若字體太小，需拿近閱讀，近視可能會增加，同時眼睛也比較容易疲累。多使用桌上型大螢幕，減少使用手機、平板等小螢幕。螢幕亮度應適中。

　　環境照明需充足：光線昏暗時，眼睛比較吃力。

　　注意姿勢：閱讀書本時通常較會以正襟危坐姿勢，保持適當距離；滑手機通常伴隨著姿勢不良、斜躺在沙發或床上等，時間久了不僅容易腰痠背痛，且手機距離眼睛太近，也容易近視。

＊ 可參照本書 p.109 黃斑部病變自我檢測方法。

眼睛應適時休息： 閱讀一段時間後，應適時轉移視線，望向遠方或是起身走動。原則上建議每閱讀半小時應休息 5 到 10 分鐘，可以利用手機或電腦設定提醒時間。除了達到護眼目的，也可以緩解長時間久坐容易導致全身僵硬、背部、腰部痠痛等問題。

適當時機可熱敷眼睛： 例如有乾眼症或覺得眼睛疲勞時，採取熱敷可促進眼部血液循環，讓眼睛小肌肉放鬆。但熱敷時溫度不宜太高，與洗澡水的溫度差不多即可。可使用毛巾熱敷，冷掉了再更換。亦可使用熱敷眼罩，唯需注意勿重壓到眼睛。

眼睛也需要防曬： 出門時盡量戴太陽眼鏡、帽子，減少紫外線對眼睛的傷害。太陽眼鏡要能夠遮紫外線，因國內並沒有審查太陽眼鏡屏蔽多少紫外線的標準，最好是選擇大廠牌。如果太陽眼鏡只是添加了顏色而沒有防禦紫外線的功能，戴了以後因視線較昏暗，瞳孔會放大，那麼進入眼睛的紫外線可能更多，反而有害。開車族也應該比照辦理，因在車內暴露的紫外線不比戶外弱。

配戴適合自己的眼鏡： 戴眼鏡除了希望可以看得清楚，舒適也很重要。若看得很清楚但是容易眼睛疲勞，寧可犧牲一些清晰度，成人近視度數不一定要配到足。

小心「視覺顯示終端機症候群」

長時間使用電子設備，特別是電腦、手機和平板產品，產生的一系列眼睛和身體不適的問題，是時下熱門關注話題，早期稱為電腦視覺症候群（Computer Vision Syndrome, CVS），如今因為相關電子設備已不限於電腦，又稱為視覺顯示終端機（Visual Display Terminal, VDT）症候群。

相關的症狀十分多樣，眼睛方面諸如視力模糊、眼睛疲勞、紅眼、眼睛有異物感、灼熱、疼痛和乾眼症等，長時間近距離用眼也可能導致近視加深。除了這些眼睛相關的症狀外，還有肩頸神經肌肉痠痛、手指關節傷害、頸部脊椎壓迫等全身部位的不適。若邊走邊滑手機，更可能招致交通意外事故，影響範圍甚廣。

熱中於打電動或電競比賽的年輕人，更容易因長時間使用電腦而陷入視力危機。我於一次眼科醫學會中，曾聽聞一位日本醫師報告，一名年輕人連續 48 小時以上不眠不休打電競遊戲，終於感受到眼睛模糊和疲勞而至眼科門診，經安排眼科斷層掃描檢查，發現他的視網膜感光細胞已有退化、缺損情形，嚴重警告他必須讓眼睛好好休息，一段時間後再檢查，感光細胞才有慢慢回復的跡象。

當然如此極端用眼案例應該不常見，不過反映出長時間且不當使用電子設備，確實可能對眼睛造成嚴重影響。這是

一種強光對眼睛造成刺激產生的化學反應，導致感光細胞受損。感光細胞的構造又可分為內節與外節，外節受到破壞而凋零或變短，視力會感到模糊，但只要內節還完好，就會慢慢再生，但若連內節都遭到破壞，就不容易再生了。

許多原因都會造成感光細胞外節受損，諸如視網膜血液循環不足、視網膜與玻璃體牽拉、視網膜下長出新生血管，或是視網膜水腫、發炎、免疫系統疾病，還有外傷因素，像電腦的光刺激也算是一種外傷。

還好這種傷害是可逆的，但是感光細胞多久會再長回來，要看受損程度，不嚴重的話大約 1 至 2 週，嚴重的話約 2 至 3 個月。

在享受科技便利的同時，也應注意連帶引起的健康問題，特別是眼睛健康。對於經常使用電腦、手機或參與電競活動的人來說，定期眼睛檢查和良好的用眼習慣更加重要。

楊醫師的經驗與提醒

年輕時可能是閱讀姿勢不良的關係，我從高中時開始有兩眼不等視的問題，一眼近視、一眼遠視，兩眼視差達 450 度。不過我平時利用一眼看遠，一眼看近，長年如此早已習慣，對日常生活並無太大影響，也無需配戴近視眼鏡。從事

眼科檢查或手術時，只需將接目鏡調整到適合我的度數，即可顯現立體感，並不影響醫療工作，因此也未曾動過以雷射近視手術消除視差的念頭。病人看診時見我不戴眼鏡，常覺不可思議。說穿了，理由即如上述。其實兩眼不等視眼睛較易疲勞，但比起經常到處找眼鏡的麻煩，我還是覺得幸運。

除視差較大，我並無高度近視，也許是因求學時期熱愛運動，只要下課就會去操場打球，眼睛有適時休息的關係。

身為眼科醫師，親朋好友和病人都喜歡問我：「是否有保養眼睛的祕訣？是否建議補充葉黃素？」答案可能沒有特殊之處，我的護眼之道就如同上述提供給大家的護眼原則。至於葉黃素的補充，我雖不反對，但是我個人選擇每天服用一顆綜合維生素而非單獨補充葉黃素，因綜合維生素營養較為均衡。飲食上我會盡量多食用深綠色蔬菜，其他無特別偏好，以均衡飲食為原則。

雖說護眼之道並無特殊之處，然而這些基本原則真的很重要，能做到的話，就不容易有近視。歸根究底，若能從小防止近視，尤其在國小 3 年級前避免近視，是最重要的。因為國小 3 年級後即使近視，也不容易發展為高度近視，如此一來護眼就成功大半了！有太多眼疾是因為高度近視衍生而來，或是因為合併有高度近視而使得病情更為複雜，治療效果較差，真的很可惜。一般人太小看高度近視的可怕之處，

這是我特別想要強調的。

　　此外，全國大約有 200 多萬人罹患糖尿病，而糖尿病視網膜病變也是非常棘手的眼疾，甚至比視網膜剝離更容易引發失明危機。在我行醫生涯中，就治療過幾例因糖尿病引發視網膜病變，雖經手術卻仍雙目失明的病人，十分讓人遺憾。因此，想要保護雙眼也應積極預防糖尿病，已經罹病者則需嚴格控制血糖，以減少視網膜病變的機率。

護眼保健
筆記欄

護眼保健
筆記欄

健康生活 BGH214

好眼力
台大眼科名醫楊中美教你正確認識及防護眼睛疾病

國家圖書館出版品預行編目(CIP)資料

好眼力：台大眼科名醫楊中美教你正確認識及防護眼睛疾病／楊中美著；黃靜宜採訪撰稿. -- 第一版. -- 臺北市：遠見天下文化出版股份有限公司, 2025.03
256面；14.8×21公分. -- （健康生活；BGH214）
ISBN 978-626-417-317-9（平裝）

1. CST：眼科　2. CST：眼部疾病　3. CST：視力保健

416.7　　　　　　　　　　　　　114003295

作者 —— 楊中美
採訪撰稿 —— 黃靜宜

副社長兼總編輯 —— 吳佩穎
主編暨責任編輯 —— 楊逸竹
校對 —— 魏秋綢（特約）
封面設計 —— Ancy Pi（特約）
內頁設計及排版 —— 連紫吟、曹任華（特約）
內頁插畫 —— 小瓶仔（特約）

出版者 —— 遠見天下文化出版股份有限公司
創辦人 —— 高希均、王力行
遠見‧天下文化事業群　榮譽董事長 —— 高希均
遠見‧天下文化事業群　董事長 —— 王力行
天下文化社長 —— 王力行
天下文化總經理 —— 鄧瑋羚
國際事務開發部兼版權中心總監 —— 潘欣
法律顧問 —— 理律法律事務所　陳長文律師
著作權顧問 —— 魏啟翔律師
社址 —— 台北市 104 松江路 93 巷 1 號

讀者服務專線 —— (02)2662-0012 | 傳真 —— (02)2662-0007；(02)2662-0009
電子郵件信箱 —— cwpc@cwgv.com.tw
直接郵撥帳號 —— 1326703-6　遠見天下文化出版股份有限公司

製版廠 —— 中原造像股份有限公司
印刷廠 —— 中原造像股份有限公司
裝訂廠 —— 中原造像股份有限公司
登記證 —— 局版台業字第 2517 號
總經銷 —— 大和書報圖書股份有限公司 | 電話 —— (02)8990-2588
出版日期 —— 2025 年 3 月 31 日第一版第 1 次印行
　　　　　　2025 年 6 月 6 日第一版第 3 次印行

定價 —— NT$420
ISBN —— 978-626-417-317-9
EISBN —— 978-626-417-304-9（EPUB）；978-626-417-305-6（PDF）
書號 —— BGH214
天下文化官網 —— bookzone.cwgv.com.tw

本書如有缺頁、破損、裝訂錯誤，請寄回本公司調換。
本書僅代表作者言論，不代表本社立場。

天下・文化
BELIEVE IN READING